树木疗愈

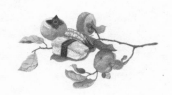

南海龙　马　红　朱建刚　杨欣宇　著

何　晨　徐鸿虹　绘

中国林业出版社
·北京·

图书在版编目（CIP）数据

树木疗愈 / 南海龙等著 ; 何晨 , 徐鸿虹绘 . -- 北京 : 中国林业出版社 , 2021.5

ISBN 978-7-5219-1194-7

Ⅰ . ①树… Ⅱ . ①南… ②何… ③徐… Ⅲ . ①森林 —
自然疗法 Ⅳ . ① R454.6

中国版本图书馆 CIP 数据核字（2021）第 109252 号

| 责任编辑 | 王　远　刘香瑞 |
| 版式设计 | 春　山 |

出版发行	中国林业出版社
	（100009 北京西城区刘海胡同7号）
邮　　箱	36132881@qq.com
电　　话	010-83143545
印　　刷	北京中科印刷有限公司
版　　次	2021 年 5 月第 1 版
印　　次	2021 年 5 月第 1 次
开　　本	880mm×1230mm　1/32
印　　张	4.5
字　　数	65 千字
定　　价	68.00 元

前　言

　　作为辅助替代治疗方法，森林疗养的素材和手段都依赖于森林。森林的舒适，绿色的镇静效果，负氧离子和芬多精，五感刺激，无条件接纳的环境，森林中的自然隐喻，土壤微生物等等，都可以变成疗养课程，服务公众的健康管理。除此之外，森林树木资源支撑着森林疗养实践中草本茶、草木染、药浴、手作精油等疗养课程，是最不可忽视的疗养素材和疗养手段。按照实践中这一需求，我们将常见树种在森林疗养中的应用潜力进行梳理，以资作业疗法、芳香疗法、药草疗法等类型森林疗养课程编制。

　　这本书主要面向森林疗养师，也为森林疗养爱好者提供参考。由于编者能力有限，难免有谬误之处，敬请读者朋友批评指正。

目 录

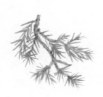

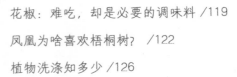

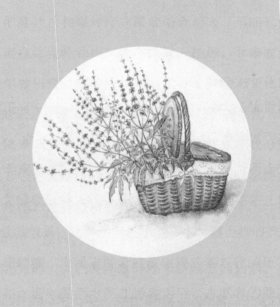

楸树叶片有妙用

如果评选哪个树种"材""貌"双全，估计很多业内人士会首推楸树。楸树原产中国，"南到云南、北到长城、东起海滨、西到甘肃"都有其分布。虽然在北京山区并不多见，但楸树是平原造林的主要树种之一，它不仅材质好、外形美，而且树叶、树皮和种子能够入药。《本草纲目》中记载，楸树叶具有解毒功效，可捣碎外用治疗疮疡脓肿。今天我们就一起挖掘下楸树叶片的杀菌潜力。

以前国人爱贴膏药，楸叶膏便是一方深受信赖的膏药。在《圣济总录》和《良方合璧》中都有关于楸叶膏做法的记载，楸叶煮烂滤去残渣，然后煎制成膏，可以主治"发背痛肿恶疮"。现在华北平原的农村地区，还有人熬制楸叶膏来治疗痔疮，据说特别有效。其实在发明楸叶膏之前，国人还有立秋时节戴楸叶的传统，山东、河南等地至今都保留着这一习惯，据说这样可保一秋平安。我觉得不能简单地从"楸"与"秋"谐音来理解这一习俗，也许在长期生产实践中，人们就已经总结出楸叶具有很高的保健功能。

2015 年，西北农林大学对楸树叶片化学成分及其抑菌活性进行了专题研究，研究者用不同极性的溶剂萃取叶片，并进行抑菌活性实验，结果发现乙酸乙酯相萃取液对革兰氏阳性细菌具有一定抑制作用，对革兰氏阴性菌和真菌抑制作用较弱，而革兰氏阳性菌与脓肿有关，这间接印证了楸叶膏的药效。此外，研究者还对乙酸乙酯相萃取液进行进一步分析，发现抑菌活

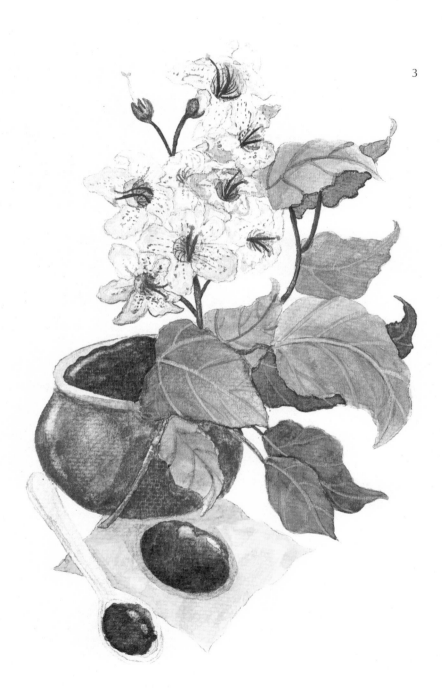

性与黄酮类和萜类的浓度密切相关，而萜类就是芬多精的主要成分。总结起来，无论是前人的经验积累，还是当代人的实验数据，都有一个共同的目标指向，那就是楸树林中的有益挥发物浓度会比较高，在森林疗养中应该多加利用。

楸树林中芬多精浓度究竟怎样，这还有待于进一步验证。楸树叶片的神奇作用也不局限于杀菌、抗氧化，抗肿瘤功能也屡屡被科学家们所提及，也许这些功能都会成为森林疗养的治愈素材。

不怕剥皮的树

俗话说，"人活一张脸，树活一张皮"，可有一种树，恰恰不怕剥皮，那就是栓皮栎。栓皮栎韧皮部外面有一层厚厚的木栓层，可以剥下来用作绝缘、隔热、隔音材料，据说 NBA 球馆的高级软木地板就是用栓皮栎制作的。北京地区的栓皮栎纯林不多，总体感觉栓皮栎纯林里厚厚一层落叶，并且灌草较少。从森林疗养角度出发，这种林分不仅适宜体验者活动，也预示着树木化感作用强，也许对人体会有一些特殊作用。

栓皮栎的树皮、壳斗和果实均可药用，具有止咳涩肠等功效。2000 年，沈阳药科大学周立红团队研究发现，栓皮栎叶片提取物具有明显抗炎活性，主要活性物质为羽扇豆醇、β-谷甾醇、胡萝卜苷、木栓酮和蒲公英赛醇等。

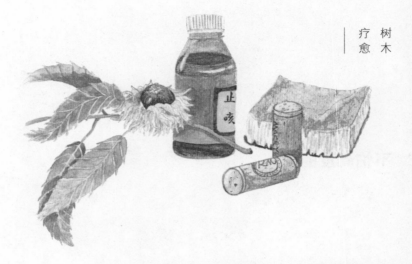

1999 年，河南省新乡医学院应用栓皮栎糖浆对晚期癌肿病人进行过临床研究。栓皮栎糖浆对食管癌前期病变有阻断作用，能增强巨噬细胞的吞噬功能，提高血清溶菌酶的含量，显著增强机体的免疫功能，从而缓解晚期肿瘤病人症状。

西北农林大学雷亚芳团队对栓皮栎软木地板挥发成分研究发现，二羟基马来酸、百里香酚及相应的醛、酯和烷等化合物为软木地板特殊香味的主要成分，而百里香酚所具有的广谱抗菌、镇静镇痛、增强免疫力等作用是被广泛认可的。

栓皮栎分布广泛，从辽宁到广西，从山东到甘肃都能见到。但是有关栓皮栎和人体健康关系的研究，目前只能检索到以上三项。这些研究还徘徊在初级阶段，今后如何服务于森林疗养实践，还有很多工作要做。

教您做一杯松针草本茶

我们通常所说的松树，是松科松属（Pinus）植物的统称，常见的有油松、白皮松、华山松、黑松、樟子松、马尾松和红松等。松树分布广泛，是我国主要的造林树种，在北京地区，油松林约占人工林面积的1/5。发展森林疗养也离不开松树，《本草纲目》记载，松脂、松节、松针、松花都具有特殊的医疗保健功效。

说起松针，传统中医认为，松针具有祛风、活血、安神、明

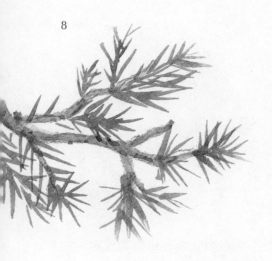

目、解毒、止痒和去疲劳的功能。近年来，松针被广泛应用于风湿、心脑血管疾病、糖尿病和肥胖的辅助治疗。有关松针的研究也日益受到重视，中国知网上的研究记录就超过了 1300 条。

松针含有丰富的花青素、粗蛋白、维生素、脂肪酸和生物黄酮，可以制成饮品。据报道，松针饮料营养丰富，在日本和俄罗斯很受欢迎。这种饮料不仅对癌细胞有一定预防和抑制作用，长期饮用还可以增加食欲、抗衰老、消除疲劳和提高免疫力。20 世纪 90 年代，武汉市食品饮料研究所以马尾松松针为原料，研制出了甘甜适口、色泽瑰丽的松针饮料，但是未见产业化的报道。

其实无需工厂，我们也能轻松享受松针饮品——自采自制一杯松针茶。自制松针茶有三个诀窍，一是要选择新鲜的松针，枝头或新梢的松针是新生的，一般会比较新鲜；二是热水沏茶多闷一会，可以将洗净的松针切成三段放到热水瓶焖半小时，也可以在锅里煮 10～15 分钟；三是去涩，松针茶味道有点涩，可以多煮些时间，也可将柠檬、蜂蜜、玫瑰花、茉莉花、麦芽糖等与松针茶混合饮用。一般松针可以煮泡多次，每次都能带给你不同的口感。如果平时以此代茶水，松针用量与茶叶差不多即可，不要煮得太浓。需要强调的是，城市中的松针饱受污染，不适合作为草本茶使用。

冷杉：树木江湖的侠客

冷杉喜冷湿，多分布于高山和亚高山地带，北京周边少有成片存在，我们没有机会见识真正的冷杉林。不过，冷杉林是森林疗养的理想树种，欧洲流行的枞树疗法利用的就是冷杉。除此之外，冷杉还有很多强大功能，可以作为治愈素材在森林疗养中挖掘利用。

挥发物驱虫

冷杉挥发物中含有驱虫成分，不仅可以保护自己免受病虫害侵袭，还能保护其他树木。在自然界中，云杉和冷杉往往同时存在，林业上称之为云冷杉林。最近，森林病虫害专家研究发现，冷杉挥发物对云杉八齿小蠹有驱避作用，对保护云杉、落叶松等小蠹虫寄主植物发挥了重要作用。

加拿大树脂

加拿大树脂是冷杉树皮的提取物，它不仅是制切片和精密仪器最好的胶接剂，还是优良的植物生长调节剂。加拿大树脂能够抑制作物细胞伸长，但不抑制细胞分裂，经常作为矮化剂来使用。加拿大树脂源自北美，每年为当地人带来丰厚受益，据不完全统计，每年加拿大树脂的贸易额可达 250 亿人民币。

抑制肿瘤细胞

2016 年，华中科技大学研究发现，从冷杉枝叶提取物中分离的三萜类和二萜类化合物，对多种肿瘤细胞的增殖具有较强抑制作用。虽然只是体外试验，却为抗肿瘤研究提示了一条新途径，而对冷杉挥发物相关功能的研究同样值得期待。另外，从冷杉枝叶提取物中分离的二萜类化合物，还能够抑制大肠杆菌和金黄色葡萄球菌的生长活性。

冷杉精油

木本精油味道过于"严肃"，大多数女生都不太喜欢，不过冷杉精油果香味道突出，或许是木本精油的例外。冷杉精油具有抗氧化、抗菌、化痰、利肺、镇静等作用，虽在芳疗实践中应用不多，但以冷杉精油为原料，已经生产出多种清香淡雅并具有保健功能的日化产品，包括牙膏、香皂、香水、空气清新剂等等。

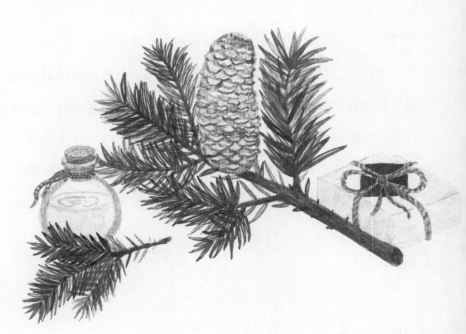

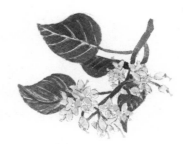

不起眼的"吉祥物"

　　不知您听没听说过"暴马子"？它是一种木犀科植物的树皮，作为中药材可以用于消炎、镇咳和利水。而能够提供这种中药材的树，被称之为"暴马丁香"，主要分布于我国北方。"暴马子"一词是正宗东北话，比照东北把杜鹃花说成"山崩子"，"暴马子"应该是人们对这种树皮粗糙而又难以成材植物的亲近蔑称。不过"暴马子"这种蔑称仅限于东北，到了华北就会字正腔圆地读成"暴马丁香"，而到了西北则被尊称"西海菩提树"，据说藏传佛教一位宗师就诞生在"暴马子"树下。

　　在八达岭森林体验馆的木材利用展区，放着一只用暴马丁香做成的茶叶罐，我们的祖先很早便知道利用丁香木材进行茶叶防虫和保鲜。实际上，暴马丁香的木质均一，挥发物又具有特殊香气，非常适合制作家具和摆件。用暴马丁香木材做厨柜，存放肉类和蔬菜，可以延长保质期；做成衣柜，衣服不会遭虫蛀。在东北地区，农民们口口相传着一个诀窍，用暴马丁香做成的铁锹把或镐把，夏天拿在手里，手心不会出汗。

相对于木材，暴马丁香浓郁的花香更让人印象深刻。暴马丁香是蜜源植物，暴马丁香蜜不仅有很高营养价值，还和暴马子一样，具有"清肺祛痰、止咳平喘"的药用价值。用丁香花萃取的精油，常用于药品抑菌剂、食品保鲜、化妆品抗氧化和香水配制等领域。不过，丁香花挥发物的主要成分是正十一烷、正十三烷和癸烷，低浓度时对人体无害，浓度高时会刺激皮肤，引发湿疹等过敏反应。

暴马丁香的花蕾、花朵、嫩叶、嫩枝都可以调制草本茶，这种草本茶香气鲜嫩、汤色明净，对呼吸系统具有保健功能。另外，有关暴马丁香枝叶挥发物的研究不多，从枝叶提取物的研究来看，虽然不同提取方法的化学成分和生物活性不同，但很多研究指向暴马丁香提取物对呼吸系统常见细菌有杀灭作用。我们猜测在暴马丁香林下停留，同样能够有利于呼吸系统，不过这有待于医生的证实。未来，林业人提出疗养手段和素材，医疗专家来进行证实，这或许就是森林疗养的问题解决机制。

回到北京的八达岭国家森林公园，看着漫山遍野都是不起眼的"小老树"，实际上却包含2万多棵暴马丁香。有了这么多的吉祥树，想要开展森林疗养，一点也不缺素材。

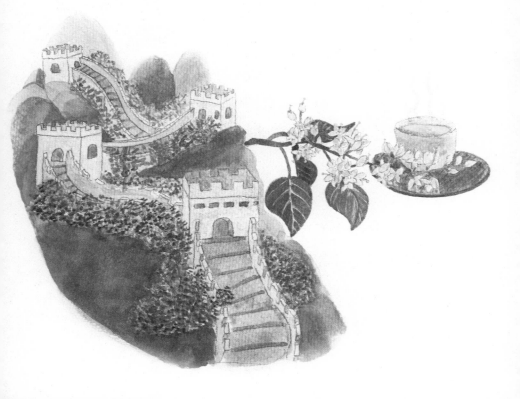

丝绵木的秘密

丝绵木、白杜、明开夜合、桃叶卫矛，这些是同一种小乔木的名字，不知道您会喜欢哪个？在我看来，"明开夜合"有些不靠谱，"桃叶卫矛"过于学术化，"白杜"让人不知所谓，而突出功能性的丝棉木最合我胃口。据说丝棉木树皮及根皮均含有硬橡胶，纤维脂白柔软，可捻绳抄纸织布，故名为丝棉木。

作为一名林业人，我必须坦承自己学艺不精，很长时间内忽略了丝绵木这一树种的存在。不过一位园林行业的好友就非常喜欢丝绵木，以丝绵木为自然名，喜欢得死去活来的。既然丝绵木这么有市场，我突然有兴趣弄清丝绵木究竟是什么树，这种树能在森林疗养中做些什么。

其实在起草《北京市第一轮百万亩造林绿化工程建设技术导则（试用）》过程中，就有位老专家执意要将丝绵木作为主要造林树种。当时我们认真地调研了一番，发现北京平原及浅山地区果真有丝棉木大树存在，胸径可达四五十厘米。和卫矛科多为灌木有所不同，丝棉木不仅可以成材，而且木材细韧，适合做精细雕刻，是森林文化传承的重要载体。

中医认为丝棉木具有通经行血、散瘀止痛的功效，民间也有用枝叶治漆疮、用茎皮止膝关节疼痛的偏方，而丝棉木为科学所证实的医疗保健功能主要在叶片和果实。研究发现，丝棉木叶片提取物具有体外抗氧化活性，对急性肝损伤有保护作用，这说明丝棉木叶作为草本茶具有保健价值。丝棉木果实不仅富含钙、铁、锌等微量元素，还对枯草芽孢杆菌、金黄色葡萄球菌、大肠杆菌、沙门氏菌具有细胞毒性，对肝癌细胞、宫颈癌细胞和乳腺癌细胞的生长有明显的抑制作用。

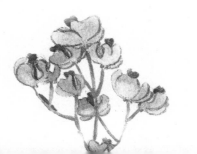
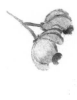

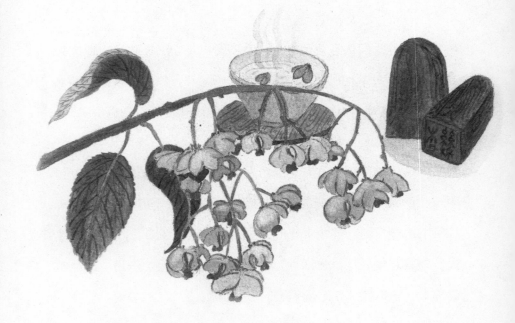

　　此外，丝棉木假种皮浸提液对种子发芽有抑制作用，丝棉木

果肉色素可作为天然食品色素，这些素材或许也能体现在森林疗

养课程之中。

臭椿不"臭"

臭椿分布极为广泛，我国除黑龙江、吉林和海南三地，其他省份均有臭椿分布。不同地区对臭椿有不同称呼，恶木、樗树、木砻树都是臭椿的别称，当然不同称呼背后是不同的认知，而这些认知都深植于中国传统文化之中。不过现在挖掘起来，我们的文化对臭椿有很多误解。

臭椿能够散发特殊气味，化感作用强，病虫害比较少。古人观察到这些现象，认为鸟兽虫子不栖不毁的树木，应该会很"长寿"。所以经常用"椿"作为祝寿之辞，诸如椿年、椿令等，也以"椿"代指父亲，特别是父亲的长寿。臭椿也是健康成长的象征，过去大人们希望孩子快点长，会在除夕夜让孩子围着椿树转圈，"椿树王，椿树王，你发粗，我长长"。实际上，臭椿虽然枝繁叶茂、生长迅猛，但它只是生态系统中的先锋树种，树龄很少超过50年。

　　大概是古代缺少树干通直的臭椿良种，古人经常用"樗栎庸材""樗材"这样的词汇来形容一个人的无用，而樗就是臭椿。尽管大部分是自谦的说法，然而臭椿却是个有用的树种。臭椿果实在中药里叫做凤眼草，是清热祛湿、止泻止血的良药；臭椿根皮和茎皮可以提取苦木科特有的苦木苦味素，这种提取物对抗炎、抗病毒和抗肿瘤都有很高活性。如果加大科学研究力度，相信将来臭椿可以在森林疗养中有很多直接应用。

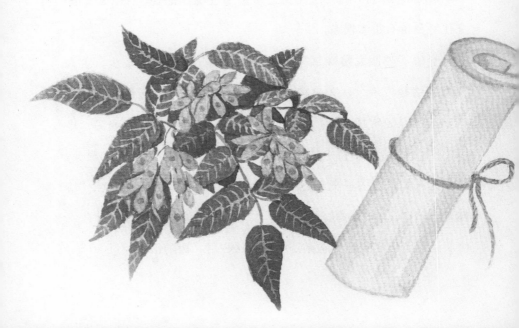

此外，臭椿在我国东南地区也叫木砻树，过去人们用木砻为谷物去壳，臭椿木材硬度适中，一直是制造木砻的好材料。臭椿木材和树皮中的纤维较长，木材是造纸的好材料，树皮可以制作绳索。还有一种"重口味"的蚕，专门喜欢吃臭椿和蓖麻的叶片，因此被称为"椿蚕"。这些素材虽不容易直接用于健康管理，却能够有效丰富访客的森林体验。

一棵树的美容秘笈

　　最近，一位台湾的芳疗师友人，在朋友圈炫"来自西伯利亚的沙棘精油"，沙棘精油强大的美容功效，让人有点眼花缭乱。在我印象中，东北老家也有很多无人问津的沙棘树，做成精油的话，也会如此受芳疗行业欢迎吗？赶紧去查查。

　　沙棘的植物拉丁名是 *Hippophae rhamnoides* L.，中文意思是"让马闪闪发光的树"。在古希腊，人们从来不杀死战马，那些严重受伤或年老的战马，会被放到野外任其自生自灭。古希腊人偶然发现，去了沙棘林的马，大部分吃得膘肥体壮，人们因此揣测沙棘能够疗伤，还用沙棘果实做成了止痛药、胃药和治疗坏血病的药等。沙棘果实也是古代蒙医常用药材，主要用于缓解咳嗽痰多、消化不良、食积腹痛、跌打瘀肿等，据说成吉思汗就是靠沙棘来强身健体和抵御疾病的。这些民间实践，未来都可以在森林疗养中作为药草疗法的素材。

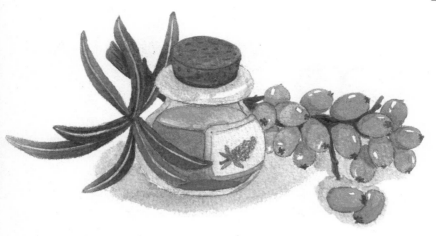

　　沙棘果实种皮和种仁等含有丰富的沙棘精油，这种精油不仅具有祛痰、止咳、养胃、镇痛、抗菌等功效，在香水及化妆品行业用途也非常广泛。在俄罗斯，沙棘精油的美容作用备受认可，除了工厂化生产的沙棘系列化妆品之外，民间还流传着很多简便易行的沙棘美容护肤品配方。比如，用沙棘精油混入蜂蜜来护理干性皮肤，沙棘精油混入黄瓜汁来作为润肤液，沙棘精油混入蛋黄来做面霜，沙棘精油混入西芹汁来做面膜等等。梳理这些民间验方，便可以备出适合森林疗养的美容课程。

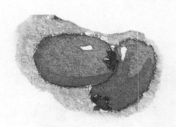

当然，沙棘的美容保健作用是得到研究证实的。现有研究表明，含有沙棘维生素 P 粉的美白化妆品，可清除自由基，淡化皮肤色素沉积；沙棘精油中 SOD（起氧化物歧化酶）含量非常高，可修复细胞和组织缺损，使皮肤焕发光彩；沙棘富含维生素 A，能够增进皮肤与黏膜健康，让视觉明亮，服用枸杞沙棘浓浆可有效缓解视疲劳。

目前，沙棘精油在国际市场上十分畅销，全球沙棘精油主要来自中国和俄罗斯。据最近的一份西方市场分析报道，国际香水及化妆品市场每年对沙棘油的需求量超过了 3000 吨，而中俄两国的沙棘油年产量合计只有 1800 吨，市场缺口高达 40%。东北老家的沙棘林，或许很快就会成为围猎的目标，是福是祸呢？

柿子叶里有"黄金"

2000 年以来，全国以"柿叶"为主题的学位论文多达 69 篇，全国学术期刊刊登的"柿叶"研究成果接近 1000 条。柿叶里面究竟有什么？为什么科学家如此热衷于研究柿叶？其实柿叶中的活性物质很多，总结起来中主要包含维生素 C、黄酮和多酚三类。黄酮类化合物能够抗氧化、活血止血和治疗心脑血管疾病；多酚类化合物能够抗癌、抗老化和防晒美容；值得一提的是，新鲜柿叶中维生素 C 含量为 2723.75 毫克 /100 克，是柿果的 10 倍、苹果的 65 倍、柑橘的 52 倍。实际上，人类早就了解柿叶的保健功能，在实际利用方面积累了丰富经验，可以广泛应用于森林疗养实践。

柿叶养生便当

日本人爱吃柿叶寿司，爱用柿叶作料理的垫盛物。据说用柿叶包裹食物，不仅有助于食物保鲜，吃饭时也不必用手直接接触食物，干净卫生。日本人的这一爱好，为中国企业带来了商机。2007年，广西恭城县与日本企业合作，成功打入日本寿司柿叶包料市场，成为农产品出口的新亮点。2008年，福建省武夷山市的闽北柿子叶也成功出口日本，据说十分抢手。森林午餐是深受体验者欢迎的森林疗养环节，如果能制作一份用柿叶包裹的精致便当，对于森林疗养服务来说，应该是质的提高。

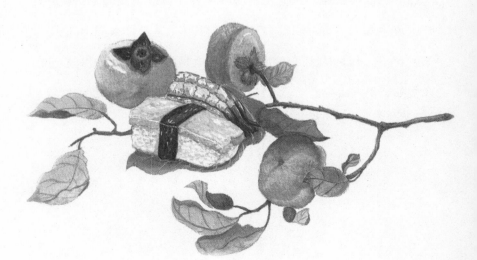

柿叶草本茶

国内有些地方保留着喝柿叶茶的习惯，柿叶茶具有预防心血管疾病、抗菌消肿等多种功能。山东有人按照柿叶茶制作的传统工序，研发了大众化的保健饮品。这种柿叶茶每年7～9月采摘叶片，据说这时的柿叶宽厚，黄酮已形成，维生素 C 含量高，采摘也不影响果实生长。如果在森林漫步间隙，顺手制作一杯色泽黄绿、甜绵适口、清香自然的柿叶草本茶，肯定能够为访客带来不一样的森林疗养体验。

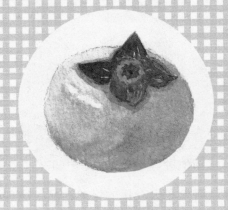

柿叶贵妃浴法

　　韩国将"自然长流水"作为自然休养林的重要标准，德国视温泉和冷泉为疗养地医疗的治疗素材，可没"水"的森林又该如何增加亮点呢？"药浴"是森林疗养基地的一个选项。说起药浴，森林中的很多植物都可以作为入浴剂。柿叶含有丰富丹宁酸和多酚，用柿叶泡澡，不仅可以起到杀菌、清洁、紧实皮肤的作用，还能有效减少黑色素沉积，具有抗老化和防晒功效。这种既简单又有季节感的美容方法，相传是唐代杨玉环女士美容秘籍，您不妨也尝试一下。

这科植物，树液可制糖

　　作为伴手礼，加拿大专家到访办公室时，经常会带一盒枫树糖。这种糖果呈琥珀色，没有普通糖果那么甜，但是会有一种特殊的清香。问过同事才知道，原来加拿大有一种树叫"糖槭"，枫树糖便是由这种树的树液熬制而成。我国很注重发展木本粮食和木本油料，如果能用这种槭树来源的木本糖来补充榨糖植物，意义非常深远，所以国人很早就将加拿大糖槭引种到了国内。不过国内槭树种类很多，就没有能够制糖的吗？

　　早在 20 世纪 80 年代，原华南农学院林业系就研究过上述问题，当时有课题组系统勘察了广东的槭树科植物，并成功利用青榨槭树液制得了枫树糖。原来大部分槭树科树液中都含有糖类成分，可溶性糖是花色素苷合成的前体物质，它影响着秋天叶片色彩变化。不同的是，有些槭树科树液的含糖率较高，比如糖槭和黑枫，树液含糖率在 3%～5%，最高可达 10%；而青榨槭树液含糖率不足 2%，五角枫、元宝枫的树液含糖率就更低，不值得费力去采集。

　　对于多数槭树科植物来说，工业化开展树液制糖或许没有太大价值，但如果能把木本制糖过程开发成为森林体验或作业疗法课程，相信可以吸引很多访客。在加拿大，每年 3～4 月当地人会过"枫糖节"，届时加拿大人会扶老携幼地造访枫糖作坊，品尝新

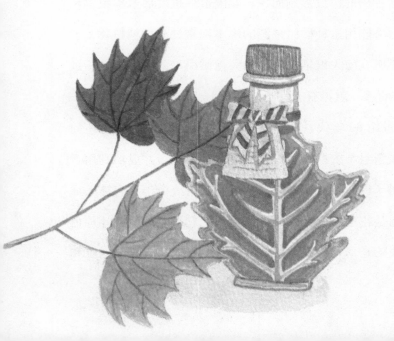

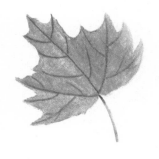

鲜的枫糖浆，这已经成为加拿大的特殊传统。如果森林疗养基地槭树科植物很多，是不是也可以考虑推出"枫糖节"呢？能吃的森林文化，相信比只能看的森林文化更有吸引力。

不过需要强调的是，采集树液要注意保护树体。在加拿大，每年抽取树液的总量控制在 10% 左右，树液采集时间仅在萌芽前的 3～4 月；一般树龄 50 年以上才能采集树液，一棵树只打一个孔，打孔深度不能超过 75 毫米，直径不大于 12 毫米；每年采集结束后，会将采集管拔出，第二年换地方重新钻孔，不能用原孔。

椴树：花叶皮果都是治愈素材

椴树适沃土、喜温凉，也很少得病虫害。如果树木也有出身，我认为椴树一定是"生长在富裕人家的壮小伙"。可在德语国家，椴树却被当作"代表爱情与幸运的姑娘"，据说很多德国村落都有一棵椴树，谈恋爱、办婚礼、裁决家长里短，人们都需要椴树女神的见证。抛开森林文化不说，椴树有哪些治愈素材呢？

椴树花

椴树蜜归为一等蜂蜜，比一般蜂蜜含有更多活性成分。椴树蜜好，要归功于椴树花，研究表明，椴树花具多种挥发油，有发汗、镇静等功效，能够抗动脉硬化，有助于消除疲劳，是芳香疗法的好素材。椴树花是美容和制药的重要原料，不过椴树花的深加工企业主要在国外，国内未见相关生产企业的报道。另外，椴树花在欧洲还被做成草本茶，6～7月正是椴树开花的季节，到森林中品尝一杯新鲜椴树花茶，或许能让课程增色很多。

椴树叶

以前只听说椴树叶可以喂猪和养鹿，实际上椴树叶还具有抗菌和抗病毒活性，据说由椴树叶提炼而成的保健品，在欧洲社会非常受认可。我们没有找到关于椴树挥发物的研究资料，但内蒙古农业大学研究发现，椴树叶的主要化学活性成分是三萜类化合物，三萜属于芬多精，这提示椴树挥发物或许也具有较高应用潜力。

椴树皮

椴树韧皮部纤维含量高，出麻率可达 35%，清军的火枪绳便是由椴树麻制成。对山民来说，椴树皮有更多用途，制麻袋、拧绳索、编草鞋、做蓑衣，椴树皮都是上好材料。如今椴树已经成为重点保护树种，再体验山民用椴树皮做蓑衣已无可能，但森林文化需要在森林疗养活动中传承。

椴树果

椴树也被称为"菩提树",椴树果实坚硬,所制作佛珠被称为"五线菩提子"。如果开发一种以制作佛珠为载体的作业疗法课程,对于有佛教信仰的访客,相信会有双重疗愈作用。

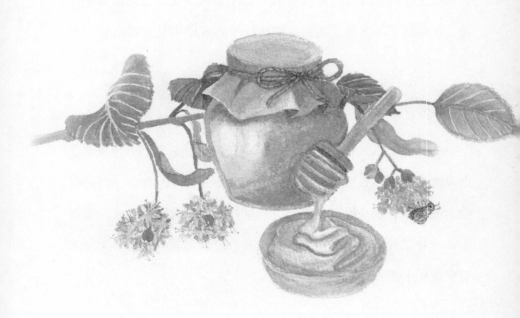

你了解白桦的治愈力吗

在树木界，白桦可能是最受人类欢迎的。欧美人把她作为健康象征，俄罗斯把她作为国树，德国五月节也以她为装饰，中国人想到她就会想到爱情。白桦如此受欢迎，我觉得有两个原因：一是白桦分布广泛，遍及欧洲、亚洲、美洲和非洲；二是人类与白桦长期相处过程中，留下了很多美好的经验。在设计森林疗养课程的时候，如果所在地有白桦林，疗养活动会精彩很多。

白桦皮可不只是写情书用的

白桦树皮中含有 20%～35% 的三萜化合物（又叫灵芝酸），是已知植物中含量最高的。达斡尔、鄂温克等东北地区少数民族，很早以前就学会用白桦树皮烧灰，治疗痢疾、腹泻和胃溃疡出血。《本草纲目》中也记载了桦树皮可用于黄痕、乳痛等疾病的治疗。

现代医学证明，白桦树皮提取物具有抗肿瘤、抗菌、抗病毒等多种功效。

白桦汁是生命之源

桦树汁是世界公认的生理活性水，含有人体必需的多种还原糖、氨基酸、维生素和矿物质等，被欧洲人称为"天然啤酒"和"森林饮料"。桦树汁不仅具有抗疲劳、抗衰老等保健功能，还具有止咳等药理作用。过去俄罗斯利用森林疗养治疗肺结核，森林首选白桦林。

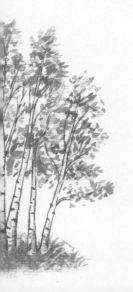

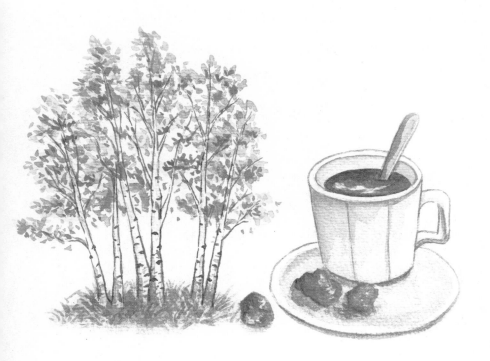

白桦茸是神奇保健品

　　诺贝尔文学奖获得者 Solzhenitsyn 的小说中，有这样一段描述：在俄罗斯一个村庄，村民长期饮用一种气味和色泽类似咖啡的白桦茸，村里人都很健康，没有人得肠胃病及癌症。白桦茸是一种生于白桦树上的药用真菌，这种真菌活性极强，会不断吸取桦树的养分，因此具有极强的抗癌作用，对多种肿瘤细胞都有明显的抑制作用。

桃叶"辟邪"堪比桃木剑

我国桃树种植广泛，山桃更是漫山遍野。除了鲜美桃子、"辟邪"桃木、浪漫"桃花运"这些信息外，桃叶同样也是好东西。桃叶是一味传统中药，主要成分为糖甙、柚皮素、奎宁酸、番茄红素、鞣质和扁桃叶酸酰胺及少量氰甙，现代科学证实桃叶具有杀灭阴道滴虫、杀蚊和抗菌等多种活性。

（1）桃叶的抑菌活性。果农整箱销售的鲜桃，纸箱中通常会有几片桃叶，据说这样有助于鲜桃保鲜。实际上，桃叶中含有抑菌活性成分，对大肠杆菌、金黄色葡萄球菌、枯草芽孢杆菌的抑制效果特别显著，对于食品防腐保鲜和控制外疮脓肿具有重要意义。有效利用桃叶中的抑菌活性成分并不困难，按 10∶1 的液料比，用 60 度白酒浸泡桃叶 2 小时，便可以得到天然的"抑菌剂"。

　　（2）桃叶的杀蚊活性。摘一片桃叶揉烂后放在鼻子跟前，会闻到一股沁人的苦杏仁味，这种味道对蚊虫具有强大的毒杀作用。其实完整的鲜桃叶对蚊虫并没有毒杀作用，当鲜桃叶被搓碎后，桃叶中的氰甙被其自身存在的酶水解，氢氰酸挥发扩散到空气中并达到一定浓度后，便对蚊虫显示出毒杀作用。还有，如果被蚊虫叮咬，将桃叶揉碎摩擦皮表，5～10分钟痛痒便会消失。

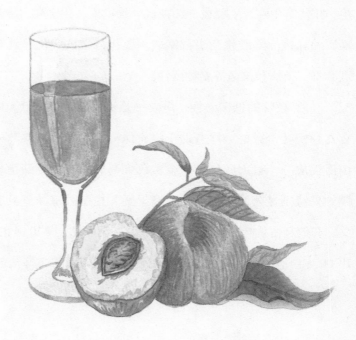

（3）桃叶的其他活性。桃叶中的柚皮素和单宁具有显著的解毒消炎、止痛止氧作用，对去除痱子具有显著效果。如果小孩生了痱子，可以试试桃叶煮水洗澡，避免擦痱子粉误吸入肺。新鲜桃叶搓碎时释放的氢氰酸具有镇咳功效，其有效成分含量虽然比苦杏仁低，但是比枇杷叶要高，有人曾成功利用桃叶制成"杏仁水"。另外，对于女性来说，桃叶还可以治疗经闭和滴虫性阴道炎。

值得指出的是，桃叶的这些活性成分大部分存在于鲜叶之中，嫩叶比老叶要高四倍。我想这就是鲜药疗法的魅力，也是森林疗养的魅力。

侧柏：树木界的全科医

我们在按树种梳理森林的医疗保健功能，梳理到"侧柏"这个树种时，陡然对森林疗养工作有了更多自信。以前判断哪些地方适合发展森林疗养，我们习惯先做系统疗养资源评价；现在我们发现，只要有一片侧柏林，就能开发出丰富的疗养课程。不信？您瞧瞧。

喜欢到森林中走走？

建议您去侧柏林。王艳英等人发现，在侧柏环境中情绪容易趋于放松，也更容易感觉清新、舒爽和愉悦。侧柏是少数被证明挥发物可以直接影响人类健康的树种，其挥发物对变异链球菌具有较强的抗菌性，因此林中漫步有清肺止咳的效果；另有多项研究表明，侧柏挥发物对肺癌细胞 NCI-H460 有明显抑制作用。

漫步途中不小心被划伤了 ?

没关系，侧柏叶烧成灰对止血有奇效。南京中医药大学研究发现，侧柏炭可以降低血浆和全血低切黏度、改善内源性凝血功能及促进血小板聚集功能而发挥其止血作用。

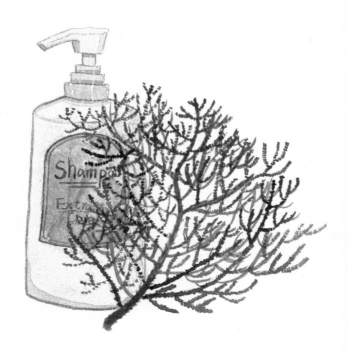

户外活动时间长了有点累？

为您奉上一杯侧柏叶提取物的功能型饮料，侧柏叶黄酮具有抗运动性疲劳的作用。以侧柏叶为原料，经酒精萃取得到黄酮，再加上果汁和蔗糖等辅料，就可调配出一种清凉可口的功能型饮料。

想做一瓶属于自己的精油？

侧柏绝对是个好素材。侧柏精油的主要成分是罗汉柏烯、雪松醇、花侧柏烯，对金黄色葡萄球菌、乳酸菌、大肠杆菌和沙门氏菌都有较强抑制作用。不过要记得，木材精油的品质要比树叶和树皮精油高，树龄越老的侧柏木精油提取率越高。

被脱发或皮肤暗淡困扰？

添加侧柏叶提取物的洗发香波，可以去屑，也可以用于预防及辅助治疗脱发症状；侧柏叶中总黄酮能够抑制酪氨酸酶活性，抑制黑色素的合成，具有明显的美白功效，而添加侧柏叶提取液的美容霜已有制成品。

访客换了新环境睡不着？

中医认为侧柏种仁可以养心安神，其实侧柏枝叶中也具有类似功效物质，可以用侧柏叶做成枕头治疗失眠。将侧柏叶剪碎、晒干，塞入枕头，就能帮助人们在淡雅清香中安然入眠。

木力芽：长在树头的山野菜

建设中的史长峪自然休养村，最近车和人突然多了起来。仔细询问才知道，大家都是慕名来采集木力芽的。木力芽这种山野菜，在华北山区深受农家欢迎。我吃过一次之后，就再也忘不了那种口感，有机会去农家乐时，无论如何都要点一盘木力芽。吃了这么多年的木力芽，最近才知道，原来木力芽就是栾树的嫩叶。

栾树有很多种，我国南北方都有分布，不同种类之间叶片形状相差很大。在北方，"栾树"也叫"木栾"，所以"木力芽"写成"木栾芽"或许更准确。不过大部分现有文献都记载为"木力芽"，在普通话采集地滦平县，当地人也称之为"木力芽"，所以我们继续沿用前人的词汇。栾树原本是高大乔木，在干旱阳坡受立地条件限制，大多数栾树长不大，多以灌木形式存在。每年的这个季节，栾树长出红黄相间的嫩叶后，便可以采集嫩叶用开水煮透，再用冷水浸泡两三天，凉拌、炒菜和做馅都是非常美味的。

　　除了能够提供当季食材，栾树叶还有很多妙用。《唐本草》中记载，栾树也可以"合黄连作煎，疗目赤烂"。现代研究发现，栾树叶对多种细菌和真菌具有抑制作用，栾树叶沤烂后还可以作为生物农药。马希汉等人发现，栾树叶含有丰富的酚类、黄酮类、植物甾醇类物质，其乙醇提取物均对油脂氧化有良好抑制作用。另外，栾树叶还是一种染料。栾树叶和白色布一起煮，会使布染成黑色，有些地方把栾树称为"乌叶子树"。如果通过发酵和酒精提取染色素，栾树叶又变成了蓝色染料。森林就是这么神奇！

48

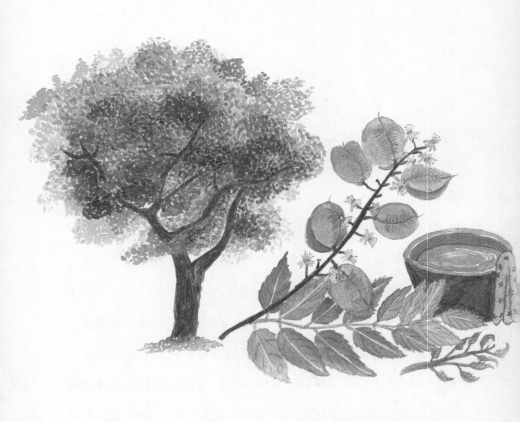

这种树是发达国家标配

最近，我们发现了一个巧合，全球最发达地区和水青冈属植物分布范围是大致重叠的。比如在欧洲、北美和日本，这些地区森林中的落叶阔叶林优势树种均是水青冈。不知道是水青冈让当地人更加勤劳富庶，还是勤劳富庶的当地人更好地保护了水青冈。

在中国，现存水青冈的分布不太连续，主要在南方各省的亚热带山地，似乎在长江中上游分布更为集中。过去中国水青冈分布曾相当广泛，学者在华北甚至东北地区都发现过水青冈化石。不过今天的话题，不是讨论我们的土地可以让人民更富庶，而是水青冈在森林疗养中该如何深度利用？

水青冈树形高大优美、树干笔直，在欧洲和日本被誉为"森林的女王"。尤其是在日本，很多森林疗养基地建在水青冈森林之中，长野县饭山市的"母亲之森"就是一片高大的水青冈纯林，无数访客在那里得到了心身滋养。说到"母亲之森"，过去我误以为她是专门为妈妈们提供森林疗养服务的森林。现在想起来，大概是水青冈森林的颜值高，高大的树干、光滑的树皮、宽厚的树冠，可以给访客前所未有的安全庇护感，就像妈妈一样，所以被称为"母亲之森"。

另一方面，水青冈可是装扮秋天的好树种，四川省巴中市光雾山的红叶节，主力就是水青冈。当地旅游圈流行一句："不到光雾山，不算来四川。"十月到过光雾山的人才知道，那绝对不是浪得虚名。

现阶段，有关水青冈挥发物、提取物以及林产化工方面的文献资料还非常少见。除了木材生产和水源涵养之外，水青冈似乎再没有值得被提起的地方，想要在森林疗养中深度利用水青冈这一树种资源似乎并不容易。不过，水青冈林呵护下的完整生态系统，或许才应该是森林疗养最看重的资源。

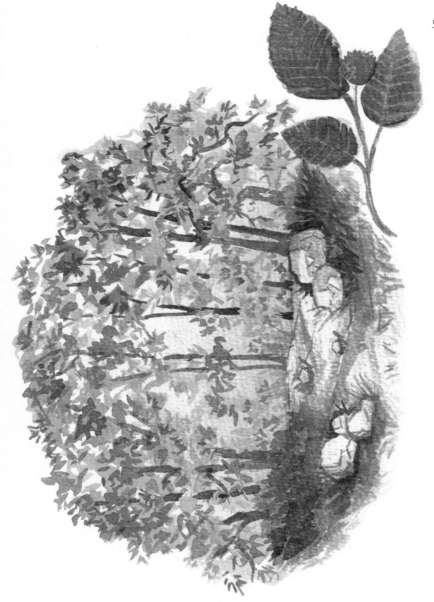

　　当然，用好水青冈林还需要继续挖掘。就拿木材利用来说，水青冈木材易腐易裂且密度不高，东方多把水青冈作为无用之才，日语的"水青冈"一词是"无用之材"的意思，中国的水青冈多用于胶合板。但是在欧洲，人们喜欢把水青冈做地板和贴面板，做成家具在中国市场也颇受欢迎。水青冈木材开发利用的巨大差异，值得我们在森林疗养中思考。

银杏：一种可用于治疗脑血管疾病的植物

    无论是龙泉寺，还是潭柘寺，每年秋天最吸引游客的恐怕是寺院内那几株银杏。银杏原产我国，一直作为中国的"菩提树"存在于寺庙之内。《本草纲目》中记载，银杏"入肺经、益脾气、定喘咳、缩小便"，中医很早便将银杏果仁作为镇咳药使用。但

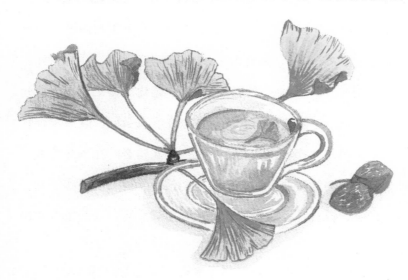

实际上，银杏的最重要功效是治疗脑血管疾病，在植物提取物的医疗实践中，银杏叶提取物应用得最为广泛。最先认识银杏叶这一重要功效的是德国人，德国制药公司对银杏叶中有效成分非常关心，他们通过多阶段的萃取作业，终于从银杏叶中精炼了一种名为"EGb761"的药品。EGb761 对脑功能障碍具有显著疗效，这在二十世纪六十年代末就得到了医学界的广泛认可，欧美各国将其用于脑梗后遗症和认知障碍的治疗。到了 1980 年前后，EGb761 已成为世界范围内改善脑循环最常用、最有效的药品。

现代研究表明，银杏叶中主要活性成分是黄酮和内酯类化合物，这些活性成分具有清除自由基、抵抗血小板聚集、消除炎症、减缓细胞凋亡、调节血脂和防止动脉粥样硬化等多重作用，从而多环节、多靶点地防治脑血管疾病。也许有人会问，既然银杏叶这么神奇，在森林疗养中该怎么用呢？其实银杏叶在预防痴呆、脑梗、脑出血和脑缺血方面的效果也是被医学界反复证实了的。在有些国家，银杏叶提取物作为药品并不被认可，反而银杏叶粉末胶囊和银杏茶等保健品更受欢迎，这些保健品都可作为丰富森林疗养基地的特色产品。不过在中国银杏树随处可见，如果大家自采自饮银杏茶，一定要考虑自己有无相关征候，银杏茶不宜大剂量、长期连续服用，过敏体质的人更需谨慎。除此之外，银杏叶的美白、除皱功能，也有望开发成美容领域的森林疗养课程。

枞树疗法用的是什么树？

　　如果以"森林医院"为关键词，在 CNKI 上进行检索，国内有关"森林医院"的文献大约有二十几篇。通过这些文献我们了解到，"许多国家都成立了森林医院"，"许多身缠瘤病、几乎被医生认为没有希望治愈的病人，来到森林里住上一段时间后，奇迹般地痊愈了"。"森林医院"主要是利用不同树种的挥发物来实现特定的医疗目标。森林医院的治疗方法通常以树种命名，其中枞树疗法和槲树疗法频繁出现在相关文献中，据说枞树挥发物，对金黄色葡萄球菌、百日咳杆菌有抑制作用；而槲树挥发物对结核杆菌、伤寒菌有杀灭作用。作为林业人，我见过槲树，却不知道枞树到底是什么树？

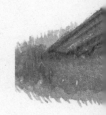

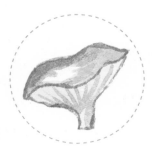

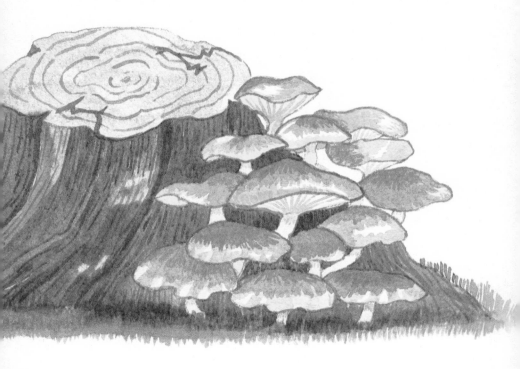

　　在某些南方方言之中，很少说"松树"，松树皆称"枞树"。比如，味美的枞树菌，实际上长在马尾松林下；女孩子结婚时的枞树嫁妆，实际上是用杉木打造；而安徽铜陵的"枞阳县"，在战国时代就称"松阳"。这样看来，在中国的传统文化中，枞树可能就是针叶树的泛称。那么，国外的枞树也是泛指所有针叶树吗？

　　有关国外枞树的描述，大概是从圣诞节开始的。圣诞节时，欧美人要"弄株枞树，竖在堂屋，挂满小蜡烛和小袋"，就是所谓的圣诞树。圣诞树有很多种，欧洲人喜欢把树形呈三角形的树种作为圣诞树，而云杉圣诞树最为常见。用"百度知道"进行搜索的话，枞树应该特指冷杉。虽然国内没有冷杉挥发物直接用于医疗保健的研究，但是研究表明冷杉挥发物有较大应用潜力，其挥发物中单萜化合物占 75.59%，倍半萜化合物占 20.46%，二萜化合物占 1.72%，从冷杉中提取的精油是生产林化产品的宝贵原料。基于现有资料，我们只能判断枞树疗法可能用的是云冷杉，究竟是云杉还是冷杉？今后还需要进一步探究。

一棵朴素的树

我喜欢刨根问底，最近"刨"到了朴树。古人创造"朴"这个汉字，是用以表示"没有加工的木材"。可一种树为啥叫"朴树"？死活找不到答案。

北京山区有一种小叶朴，长相极为朴素，再加上我学艺不精，见了好多次还是不太认识。幸好小叶朴常遭"北京枝瘿象"寄生，遭寄生的小枝会长出很像果实的瘤子，偶尔给我一些提示。北京枝瘿象非常专一，只与小叶朴发生寄生关系，而小叶朴在森林中以散生为主，北京枝瘿象和小叶朴相遇，不知费尽多少周折。

小叶朴树形美观，东北寺庙常将它当做"菩提树"，供善男信女朝拜。在东北老家，人们往往对小叶朴有一种特殊的敬畏感情。牵强附会一下，树"木"加上占"卜"，正好满足朴树的宗教色彩。但小叶朴的树形之美无需任何牵强附会，朴树盆景在盆景领域有

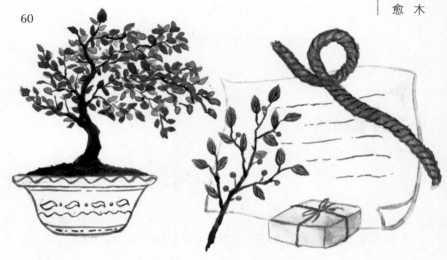

重要地位。朴树长速快、芽点多、枝条丰富，做盆景容易造型也容易出作品，适合开展园艺疗法。

朴树属植物分布广泛。在潮汕一带，朴树的嫩叶甘甜可食，当地人有用嫩叶做"朴积粿"的传统。"朴积粿"味甘质柔，具有朴树叶的特殊芳香，还有消食去积之功效，是男女老少喜爱的清明时令糕点。朴树的果实呈黄豆粒大小，初为绿色，由绿变黄，最终变成纯黑色。朴树又名"黑弹树"，大概就是这个来源。朴树果实微甜可以食用，种子含油43%，可榨油供制肥皂或做润滑油。其实，朴树在工业领域的用途非常广泛，它材质坚硬，可作建筑、枕木等工业材；它茎皮纤维强韧，可制绳索，也可作为造纸和人造棉的原料。也有文献记载，朴树叶制成土农药，可以杀灭红蜘蛛。这些应用方式中，蕴藏着丰富的森林文化和作业疗法素材。

在药草方面，朴树的枝叶、树根以及树皮都可以入药，作为外敷药能够消肿止痛、治疗烫伤和荨麻疹等。日常感冒时，喝一杯朴树根茎的草本茶，能够减轻感冒症状。对于朴树的化学成分和药理活性，国内的研究并不多。2016 年，谢莹莹等人综述了国外的研究成果，朴树化学成分的抗氧化、抗炎、抗菌、抗肿瘤等作用都得到过证实，在保护胃黏膜、治疗动脉粥状硬化和预防老年痴呆等方面具有应用潜力。朴树有效化学成分是黄酮、三萜、酚类等物质，从这些成分来看，朴树挥发物中的芬多精成分也应较为理想，或可在森林疗养中有更多应用。

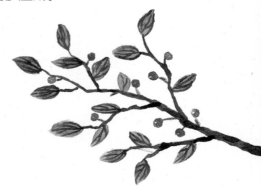

杨絮：漫天飞舞的都是宝

"杨柳榆槐椿"是华北地区的常见树种，而杨树排在第一，其常见程度可见一斑。或许是因为常见，让人们对杨树缺少了一点"珍惜"。在大部分人心中，杨树除了提供材质普通的木料，似乎并没有其他用途。其实除了高大挺直，是很好的用材树种之外，杨树的树皮、枝叶和花絮同样都是宝贝。

我的一位姨姥姥，临终之时，不可思议地想吃一口"杨树叶蘸酱"。在东北和华北山区，杨树叶是不错的春季野菜。将杨树嫩叶焯水，然后用清水反复浸泡，直到没有苦味，这道杨树叶山野菜就做成了。在我老家有一种"共识"，如果感觉上火了，吃一点杨树叶，就会有祛火的功效。杨树叶也是很好的饲料，我想人类食用杨树叶，多半是受到了牲畜啃食杨树枝叶的启发。猪和羊都非常喜食杨树的嫩枝叶，我小时候就曾跟随大人撸杨树叶喂猪，而连续用杨树叶喂羊，能治疗羊群腹泻。

初步研究表明，杨树的枝叶、树皮和花絮含有水杨酸酯、酚酸、黄酮等活性物质，具有抗炎、镇痛、解热、抗病毒等作用。据说德国一家公司，已利用杨树嫩叶和树皮成功开发出抗风湿制剂。从新鲜杨树皮中提取的杨树皮类脂，由于其独有的天然生物学活性，在畜牧兽医、医药及化妆品等方面都有着广泛的应用前景。在我国，《本草纲目》记载毛白杨树皮煮水可以止泻，而毛白杨嫩叶煮水对软组织感染和各类溃疡都具有治疗作用。

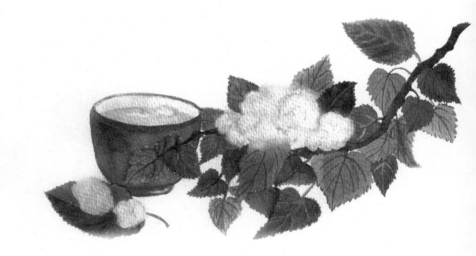

对于大家普遍反感的杨树飞絮问题，也只是出于我们人类的自身喜好。杨树飞絮对健康没有太大的影响，大家大可不必担心花粉过敏，因为只有雄株才散播花粉，而杨絮是雌株散播的杨树种子。杨絮不仅无害，而且有用。山东省中医学校曾用毛白杨花絮煮水来治疗病毒性感冒，几个病例均疗效显著；杨絮营养成分丰富，山东省章丘市畜牧局就尝试过用毛白杨花絮来替代麸皮养鸡，作为饲料是切实可行的；另外，美国俄勒冈州立大学正研究利用杨絮开发环境友好型绝热保温材料。目前，北京市正在公开征集解决杨柳飞絮的方案，我想深入挖掘杨絮利用价值，鼓励高附加值的利用，或许是最好的解决方案。

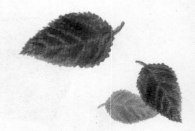

一棵让人欢乐无忧的树

干预抑郁是森林疗法的重要适应证，在国内外已有很多成功案例。其实，中医也有用森林治疗抑郁的方式，不过中医的治愈素材不是森林环境，而是一种特殊的树。

中医认为，合欢的花朵和树皮能够"安五脏、和心志，令人欢乐无忧"。近年来，古人的这一记载，正在得到越来越多的现代医学实证。2003 年，河北医科大学通过小鼠强迫游泳实验和悬尾实验，研究证实合欢花水提物具有抗抑郁作用。2018 年，河南省中牟县中医院尝试应用"解郁合欢汤"治疗中风后抑郁，患者抑郁情绪改善的总有效率达到 95.24%。而进一步研究发现，合欢属植物的镇静、催眠和抗抑郁等药理活性，与包括槲皮苷在内的总黄酮类化合物有关。

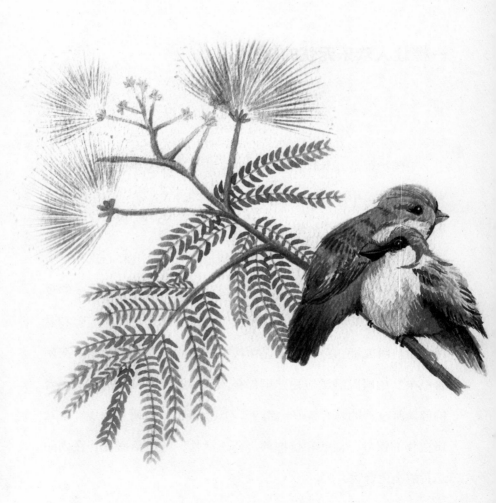

除了临床治疗抑郁以外，合欢还有很多保健功能。合欢花"见之烦恼无，闻之沁心脾"，可以制作草本茶。每年6～7月合欢开花季节，及时采收晒干，用时取一大匙放进壶中，倒入沸水焖2～3分钟即可享用，不加糖也甘香可口。合欢花还可以做粥，常食合欢花粥、合欢花茶，不仅使人精力充沛，还能够安神、美容和缓解失眠健忘。合欢花搭上夜交藤是简单有效的足浴配方，可防治失眠和多梦。取夜交藤、合欢花加水煎煮半小时，滤出药液倒入浴盆中，控制水温40℃左右，让药液没过踝部，每次泡半小时效果最佳。

　　这样一款助益心身健康的树木，在我国从南到北都有分布。合欢为含羞草科，成对的叶片在夜间会双双闭合，大约这个缘故才得名"合欢"。国人喜欢将合欢种在庭院中，寓意夫妻恩爱、家庭和睦。但是作为林业人，我在野外很少碰见合欢树，几乎没有看见过合欢林。如果有机会在合欢林中开展森林疗养，预计效果可能要超过以往医学实证结果。

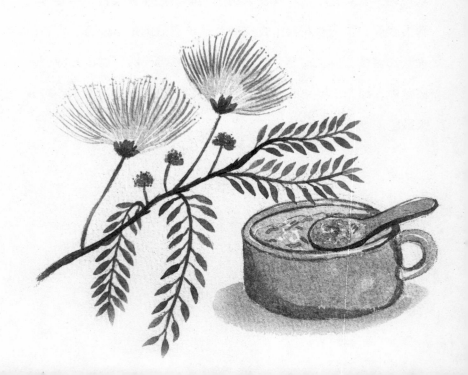

你可知"崎峰茶"?

怀柔区西台子村是北京市重点打造的一类森林疗养基地，这类基地以农村集体林、民宿和乡土文化为依托，我们称之为自然休养村。最近，没少往西台子村跑，每次去西台子村，都要路过"崎峰茶村"。听当地的林业人介绍，崎峰茶村山上有一种特殊的"茶树"，过去远近闻名，村名就是由此而来。我们知道北方是没有茶树的，崎峰茶到底又是哪种"东方树叶"呢？

在求助好友又多方比对后，我们发现崎峰茶是一种流苏的叶子。流苏为一种小乔木，在北京主要见于房山、延庆和怀柔的杂木林，在北京以南地区更为常见。文献中明确记载，流苏芽、嫩叶和花晒干后可以代茶，沏水之后，色泽淡绿，口感芳香。这种茶在北京称为崎峰茶，更广泛的称呼应该是"糯米茶"。草本茶是很受欢迎的一类森林疗养课程，像崎峰茶这样有文化底蕴的草本茶资源，如今才引起重视，我们对树木疗养资源的挖掘确实有待改进。实际上，不只流苏嫩叶可以代茶，在唐山丰润大沟岭，当地人会捡拾秋天的流苏落叶泡茶。崎峰茶不仅消暑止渴，茶渣还作为治疗胃病和小儿腹泻等疾病的偏方，或具有较高药用潜力。

流苏春季白花满树，秋季蓝果串串，花和果实也蕴藏着疗愈资源。据说流苏花香具有散淤平喘的功效，在山东淄川区土泉村，有一株被誉为"齐鲁树王"的千年流苏树，每年花开时，慕名前来治病的人络绎不绝。我想这可能不只是树木崇拜，还隐藏着森林疗养资源挖掘的线索。目前，研究人员已经从流苏花中提取出表松脂素、连翘苷、木犀草素等10种成分，但佐证花香能够平喘还需进一步研究。另外资料显示，流苏果实含油丰富，可提取芳香油供工业使用，但这种"精油"能否用于芳香疗法，也有待于进一步实践。

最后，崎峰茶村紧邻西台子村，那一带流苏树资源较为丰富。西台子自然休养村正式推出后，欢迎大家来品尝崎峰茶，体验流苏带来的心身疗愈。

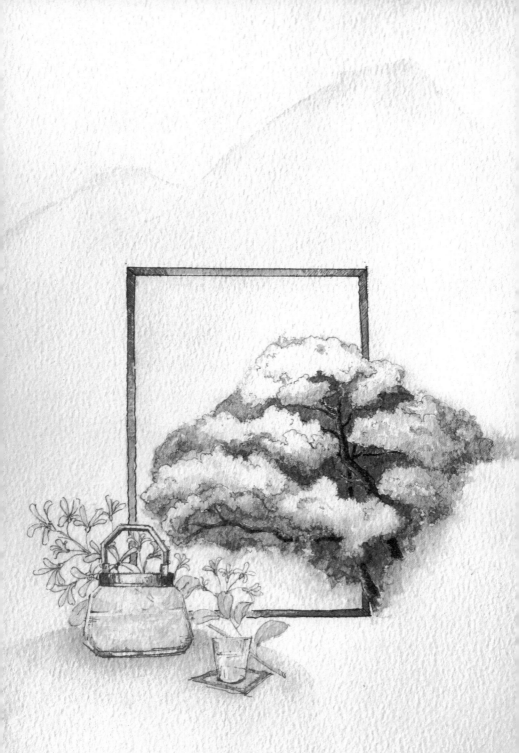

树也会"怕痒痒"

最近，连续被两位朋友介绍了一种怕抓痒的树。

树真的会怕痒？趁朋友走远，我忍不住蹲下来亲自试了一下。果真，只要轻轻抓挠根部树皮，枝条居然不停晃动起来。真的有点邪，让不信邪的我，也险些直接跪下去。起身参加完活动，赶紧搜索了一下"痒痒树"。

痒痒树其实就是紫薇，又名蚊子花、百日红、无皮树和猴滑树。紫薇之所以怕抓痒，是因为这种树木质坚硬，而且根部和梢部粗细差不多，有点头重脚轻的意思。所以紫薇极容易摇晃，并不是真的怕痒。作为观赏树种，紫薇的人工栽培几乎遍布全国，在南方森林中有小面积野生种群存在。在制定森林疗养方案过程中，如果场地中有紫薇，课程设计便可以增加很多素材。

　　俗话说"人无千日好，花无百日红"，紫薇却偏名"百日红"，可见其花期之长。紫薇开花正当夏季，在多绿少花的季节，凭借艳丽的花色、优美的树姿，绿海之中紫薇格外引人注意。紫薇树干光滑洁净，没有粗糙的外皮，这在树木界中也是比较少见的。据说由于树身太滑，连猴子都爬不上去，无皮树和猴滑树就由此得名。这些素材都可以用于丰富访客的五感体验。

　　紫薇花、叶、皮均可入药，作为清热解毒、凉血止血的民间草药，常用于妇科炎症、肺痨咳血、小儿惊风、小儿胎毒、疮疖痈疽、疥癣等疾病的治疗。现代药理学研究表明，紫薇活性成分主要为酚类、萜类及一些脂肪酸等，具有降血糖、降脂、抑制黄嘌呤氧化酶、抗氧化以及抗真菌等多种药理作用。紫薇中鞣花酸含量可观，菲律宾称紫薇为banaba，将紫薇叶作为草本茶，广泛用于防治糖尿病。

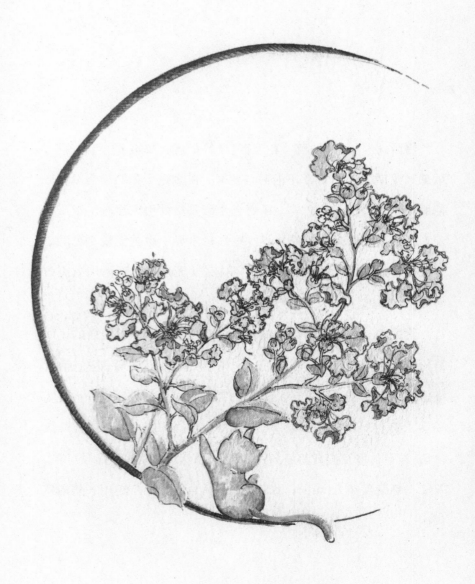

拜倒在石榴树下

男子对女性的崇拜倾倒常用"拜倒在石榴裙下"来形容。为什么是石榴裙？又和石榴有什么关系？最近琢磨这事的时候，我意外发现石榴拥有丰富的森林疗养素材，径直拜倒在石榴树下。

1

开三花。即便是在北京，石榴一年也能三批开花。石榴裙，我猜极可能是像石榴花一样的裙子。

石榴花中含有丰富的多酚，泡水后洗眼能明目，晒干研末外敷常用于治疗外伤出血和口腔溃疡，作为成药制剂可治疗反胃、神经衰弱和糖尿病。维吾尔语称石榴"阿娜尔"，因维吾尔族人民对石榴尤为喜爱，许多维吾尔姑娘都取名"阿娜尔古丽"（石榴花）、"阿娜尔汗"。

2

　　结三果。石榴开三次花，故有三次结果，不过通常只有头花果或二花果发育良好。石榴果实中含有丰富的抗氧化成分，这些物质让石榴果汁呈现深红色。作为食疗素材，多项研究发现石榴汁能够抵制细胞损害，有助于抗肿瘤；而传统中医养生认为，石榴汁对黄疸肝炎、哮喘、久泻以及月经过长都有帮助。

3

　　染两色。石榴是一种染料植物。石榴花中含有红色素，这种红色素属于黄酮类花色苷化合物，是水溶性的天然红，可作为食品级染料。石榴皮中含有安石榴甙，这是一种天然黄色素，用石榴皮印染织物，不仅可以获得耐皂洗和耐摩擦的色牢度，而且对金黄色葡萄球菌和大肠杆菌有一定的抑制效果。

4

用一皮。近十年来，国内外对石榴医药保健价值的研究，主要集中在石榴果皮。与石榴树的其他部位相比，石榴果皮中有效成分更高，其中鞣质含量甚至高达 21.3%，所以抗菌、抗病毒、抗氧化和抗肿瘤的活性都要更高一些。天津农学院还用石榴果皮、大枣和蜂蜜为原料，开发了石榴皮袋泡茶；蒙药将石榴皮作为驱虫剂，用于去除猪肉绦虫、疟疾

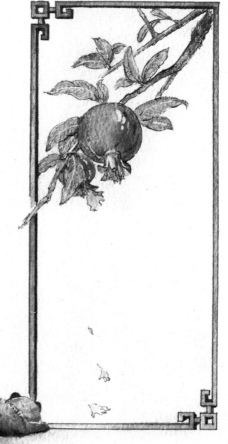

原虫和滴虫；中成药阿娜尔妇洁液的主要成分是石榴皮。

除此之外，石榴叶也具有很大开发利用潜力，利用方向与石榴果皮类似；而整株石榴树适合作为盆景，是开展园艺疗法的良好素材。不过石榴并非原产我国，从伊朗传入我国只有约 2000 年时间。石榴在森林中虽不多见，但中国南北方都有种植，也存在一些野生种群，森林疗养基地若要增加疗养素材，可以考虑补植一些石榴。

白蜡树：有颜值也有材干

"一叶落而知天下秋"。在我心目中，北京最早变黄落下、最有秋天味道的树，可能要数白蜡树了。每到秋天，北京林业大学田家炳体育馆对面那棵孤独而优雅的白蜡树，总是让我不能忘怀。不过，白蜡树并非仅靠"颜值"，它的"材干"同样出众，白蜡树干的径向受力非常好，不劈不裂，柔韧性强。在冷兵器时代，我们先人通常用白蜡杆做长枪和棍棒，赫赫有名的"少林棍"就是由白蜡杆做成；过去木匠凿子的手柄，也是用的白蜡杆。现在，白蜡树不仅可以用做体育用品和各种工具把，枝条还是编制箩筐工艺品的上好材料。

很多朋友或许会问，白蜡树与健康管理会有哪些关联？我们粗略地查了一下，白蜡树的挥发物有 19 种成分，主要是烷、酯、酮、醛和酚等五类物质，缺少对健康有益的萜烯类物质，想要通过沐浴白蜡林中的芬多精来改善健康，可能要省省了。不过，白蜡树的外皮被称为"秦皮"，可以入药。很多文献记载，用白蜡树皮煎水可以有效治疗骡马等大牲口的结膜炎，而肖正华等人进一步研究发现，白蜡树皮含有咖啡酸、槲皮素等杀菌活性成分。另外，白蜡树鲜叶捣烂后加水滤汁可以为药，有文献记载白蜡叶汁可以治疗烧伤，也有文献记载白蜡叶汁可以治疗羔羊传染性脓疱。还有，白蜡树的种子被称为"白蜡树子"，具有镇静安神的作用，是常见的维吾尔药。

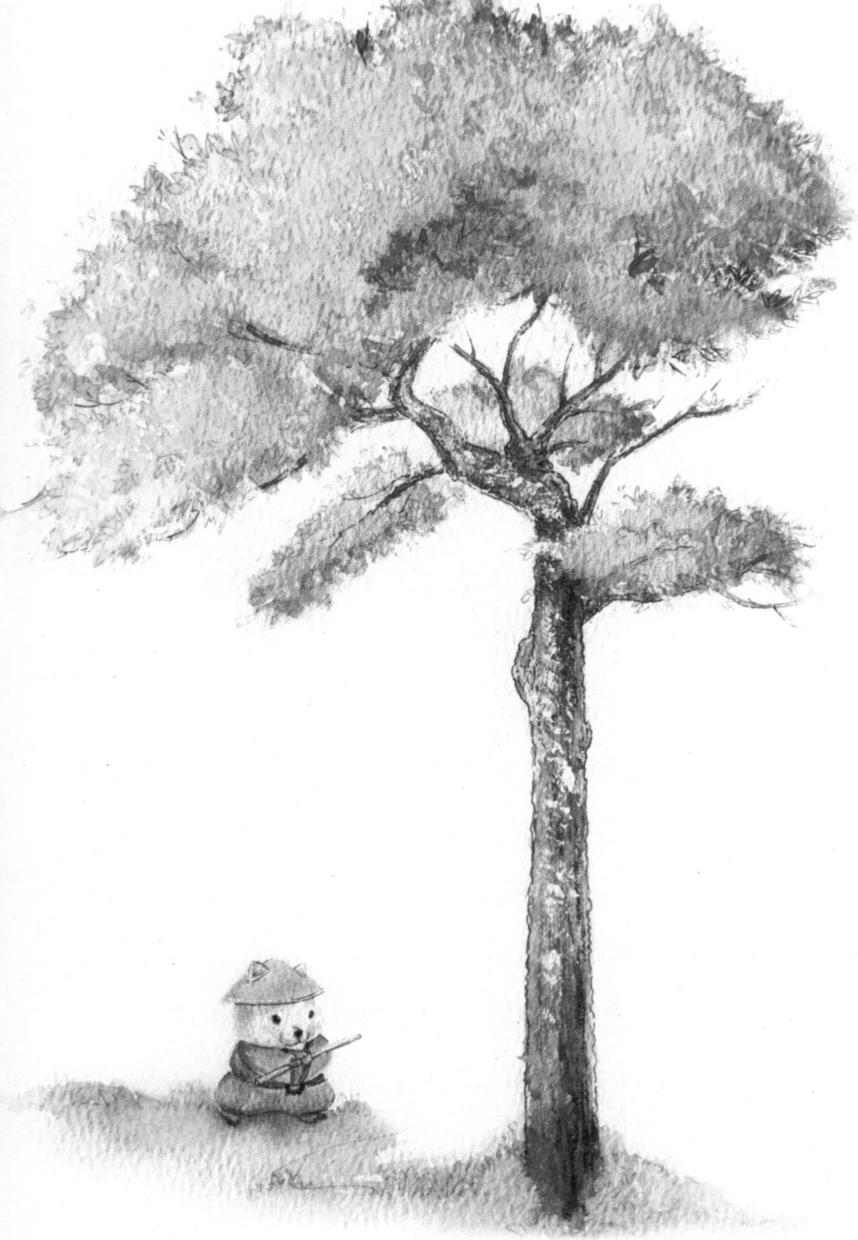

以上与白蜡树有关的健康管理素材，数量虽然不少，但想要在森林疗养中用活也并不容易。不久前，有朋友在微信朋友圈秀"押花蜡烛"，这项活动倒是可以与白蜡树关联在一起。实际上，在石蜡可以大量合成之前，我们的先人一直在使用白蜡。白蜡是一种动物性油脂，是寄生在白蜡树的昆虫所分泌，这种昆虫被称为白蜡虫。我国早在元代就掌握了白蜡虫的放养技术，而白蜡曾作为我国的重要特产远销欧洲。如果能把"放虫－取蜡"这项古老技术复活，并与其他森林文化活动结合在一起，一定会成为有魅力的森林体验。另外，白蜡一直被中医作为生肌止血、定痛续筋的刀伤药，而现代研究表明，白蜡及白蜡高级烷醇对人真皮乳头细胞具有增殖作用，未来有望开发成为脱发的治疗药物。

"咬人"的树

蚕吐丝、蜂做蜜、树割漆、虫泌蜡……，除了提供木材，森林还支撑着生活的方方面面。随着社会变迁，有些来自森林的生活智慧，开始与我们渐行渐远。对于现代人来说，这些传统森林文化不仅是新奇的旅游体验，还可以是心身疗愈的重要素材。不过这可能需要逐一而论，有些树木和森林体验活动会危害健康。

在南方有些地方，漆树被称为"咬人树"，部分人对漆树有过敏反应，不仅是皮肤接触，有时只是闻到了漆树气味都会发生过敏。漆树过敏之后，一般会引起皮肤肿胀、极度瘙痒和溃烂等情况，也有引发精神障碍、糖尿病和急性肾功能衰竭的案例。了解漆树的当地人，碰见"咬人树"都会远远绕着走，我们在做森林疗养场地评估时也要格外注意这些信息。

　　长期生活在北方人的人，或许对漆树并不太熟悉，但油漆应该是人尽皆知。准确地说，油漆包含油和漆两种物质。在化工涂料出现之前，人们割划漆树树皮，收集流出的白色乳液，是为"生漆"；待日晒脱水，生漆转为黑色，是为"熟漆"；再用桐油等物质调和，就形成了"油漆"。"百里千刀一斤漆"，采漆要在三伏天忍受过敏反应在森林中长途跋涉，工作之艰辛可想而知，而结合采漆开发森林疗养课程难度较大。

　　不过，漆在中医药文化中占有一席之地，中医认为干漆具有通经、驱虫、镇咳的功效。神医华佗曾用漆制作"青贴散"，据说"久服可去三虫，利五脏，使人身体轻捷，头发不白"。现代人对漆树保健价值的研究，主要集中在果实。漆树籽榨油具有特殊香气，富含亚油酸和不饱和脂肪酸，具有消炎止痛、降低胆固醇、活血化瘀等效果，西南少数民族有食用漆树籽油的传统。

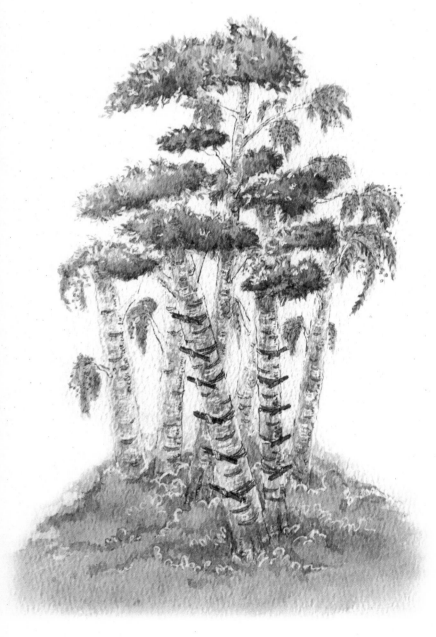

　　另外，文献中还有漆果酿酒，漆树嫩叶作蔬菜、漆茶等记载，
但我们还没有查到安全确凿的食用记录。尤其是漆茶，这应该是
日本佛教追求肉身不腐的做法，一般在去世前饮用漆茶，不过现
在已经明令禁止。

我和杜鹃有点缘

估摸着又快到了杜鹃花开的时候，漫山遍野的杜鹃花让人心驰神往。想起了杜鹃花，忽然觉得她和自己有点"缘"。

小时候，家里养了两头牛，无论春夏秋冬，都要赶到山上去吃草。在辽西一片枯黄的季节，如果能在荒草中发现一点绿色的东西，就会有找到宝的感觉。但是有一种绿色小灌木，却让我这样的放牛娃如临大敌，每次发现之后，一定要折断扔掉。这种小灌木俗称"冻青子"，最近才知道它是一种杜鹃，牲口吃了会中毒。

再次看到杜鹃，是大学时在北京小龙门林场实习。我们气喘吁吁地爬上山顶，雾气之中是一片茫茫的高山杜鹃，据说她会在春季开花。这么一大片杜鹃，开花时会美成什么样子？我一直想亲眼看看，可是二十年过去，也没机会到小龙门看杜鹃开花的盛景。

看见杜鹃开花，是十年前到朝鲜执行援外项目的验收。春寒料峭时，金日成故居就已经开满了杜鹃花，花色很鲜艳，让人有隔世的恍惚感。杜鹃花象征着纯真和自强，朝鲜人喜欢杜鹃花，把杜鹃花叫做"金达莱"，尊为国花。

粗粗查了一下，国内把杜鹃作为市花的城市就有十几个，"杜鹃花海"观光景点也遍布南北。中国是杜鹃品种最多、分布最广泛的国家，五颜六色的杜鹃花为开展色彩疗愈提供了治愈素材。最近，一个名为"加拿大灰熊研究院"的华人研究小组，就基于相关实证研究，提出了杜鹃色彩疗愈的初步建议。比如，红色杜鹃花海用于疗养线路的中后段，可消除体验者的单调感和疲劳感，但不推荐在初始和结尾路段。粉红色杜鹃花海可应用于停留交流之处，可以增加环境的快乐氛围，使人畅所欲言；混合色杜鹃花海是多数人喜欢的景观，可以用来帮助精神长期紧张者改善心情。

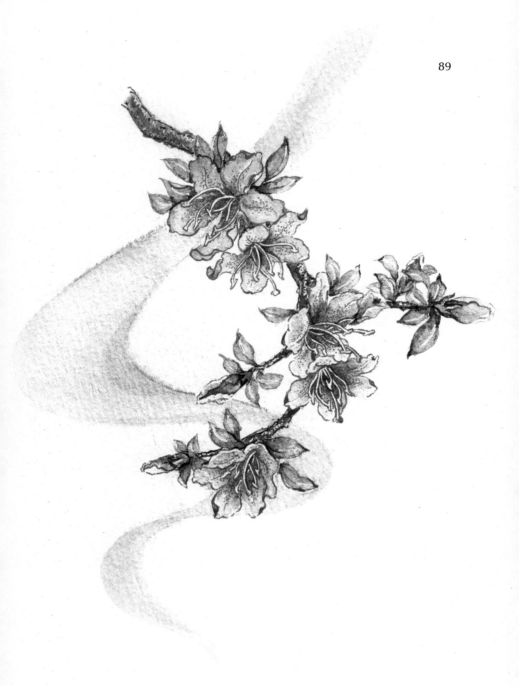

　　除了具有较高观赏价值，杜鹃花属植物化学成分和生物活性也令人瞩目。目前从杜鹃花属植物分离出来的生物活性物质主要有二萜、三萜和香豆素类，临床中常用于止咳平喘、抗炎镇痛和兴奋神经。但如何把这些经验开发成草本茶、精气浴、芳香精油等非处方森林疗养活动，还需要进一步探索，续写杜鹃缘。

不忽悠，雪松林中疗养有效果

我们最近在搜集以挥发物进行化感作用的树种。我们发现雪松是个好东西，它的挥发物对其他植物抑制作用非常强，通常树下会片草不生。在雪松挥发物中，80%是萜烯类物质（我们称之为"芬多精"），如此强烈的挥发物，在森林疗养中会有哪些应用可能呢？

雪松松针和木材均可蒸馏精油，这种精油在芳疗领域应用广泛，是重要的美容素材。雪松精油能够抑制头发与皮肤上的细菌和寄生虫，可用于保养油性皮肤与头发。将几滴雪松精油混于椰子油中，洗发时涂抹并按摩头皮，便可深层清洁头皮。雪松精油还具有消水肿作用，可以辅助治疗粉刺，常用于美体塑身。8滴雪松精油再加上20毫升植物油，便可以调成"窈窕配方"。

现代药理研究发现，雪松挥发油成分具有更多神奇功效。我们不太清楚造成痉挛（抽筋儿）的原因，而雪松挥发油对缓解痉挛非常有帮助。雪松挥发物具有抗炎活性，能够有效地祛痰及化痰，传统上一直被用来治疗黏膜问题，特别是支气管感染及阻塞；另外，雪松挥发油对关节炎及风湿等症状也有缓解作用。通常人们会用香薰炉或喷雾器，将雪松精油散布在空气中，来辅助治疗关节炎、支气管炎、风湿等问题。现在根据化感研究成果推测，在雪松林下疗养应该也能有同样效果。

在精神层面，雪松挥发物能够舒缓压力，对于精神紧张、焦虑、强迫及恐惧等症状有绝佳舒缓作用。在芳香疗法领域，人们认为雪松精油特殊的香气，能够刺激建立新的习惯和承担新的责任。作为森林胎教课程，在雪松林中漫步或静息，或许会受到准妈妈的喜欢。

不过，雪松通常作为庭院绿化树种，国内常见雪松的全名是喜马拉雅雪松，原产于我国藏南及印度和阿富汗等地，在北方森林中难得一见。想要应用于森林疗养课程，只能人工造林了。

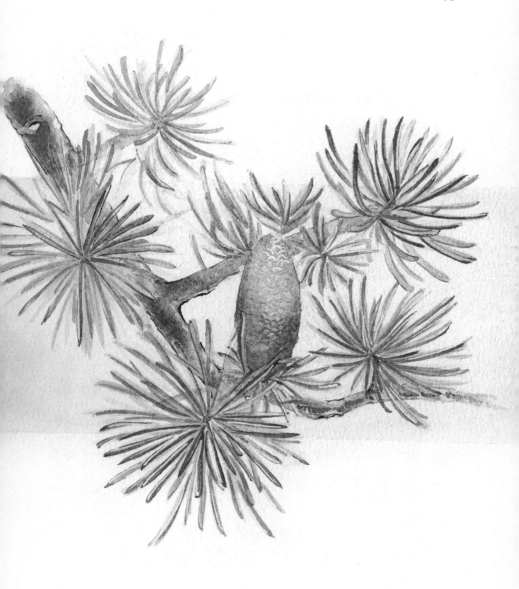

板栗：炮燔疗夜饥

上周，在天津梨木台调研森林疗养师派遣工作时，意外发现景区周边的板栗林下几乎寸草不生，就像沙漠一样。我们看了顿时喜出望外，预感板栗树存在较强化感作用，挥发物或许蕴藏着特别的森林疗养素材。这几天抽空简单做了点功课，分享给大家。

1

对于板栗林下寸草不生，媒体早有关注。真实原因是农民希望更方便收集板栗果实，在林下使用了除草剂，是人为制造的"绿色沙漠"，并不是挥发物的效果，这让我们大失所望。关于除草剂的危害我们不想再渲染，只是提醒大家不要到使用除草剂的地区长期生活。

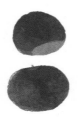

2

　　板栗花编成细绳，晒干后点燃驱蚊效果非常好。有人受到启发，开发了板栗花精油和纯露，其中板栗花纯露中驱蚊成分比市售花露水高6倍，可以直接作为驱蚊花露水使用；板栗花精油不但同样具有驱蚊活性，还可用于细菌性痢疾的治疗。不过，据说板栗开花时候，会像石楠一样有难闻的精液味道，不容易被人接受。

3

　　能够生而不腐，是因为植物叶片中大多含有抗菌成分，板栗叶片也不例外。研究表明板栗叶中的活性成分对葡萄球菌有抑制作用，地中海居民有用板栗叶治疗皮肤病和炎症的传统。

4

　　板栗壳是植物染的好材料，它提取的棕色素，不但可以印染织物，还可以作为食品染料模拟巧克力颜色。板栗总苞中含有黄酮、多酚以及抗糖尿病的有效成分，是研究者重点关注的对象。不仅如此，板栗总苞的比表面积大，制成活性炭的吸附能力也更强。

5

　　当然，板栗果实也在药食同源名单之内，板栗中所含的不饱和脂肪酸和各种维生素，有抗高血压、冠心病、骨质疏松和动脉硬化的功效。

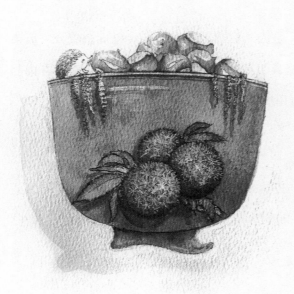

荆条：或可调理慢性气管炎

我老家的山坡上，长满了荆条。这些荆条通常会割回来当柴烧，每到夏末，很多人家的房前屋后会铺满晾晒的荆柴。尽管久居城市，但只要我闭上眼睛，然后深吸一口气，似乎都能闻到村中晒荆柴的味道。如果故乡也有味道，我那份一定是荆条的味道。现在看来，荆条或许是北方最常见的芳香植物，挖掘这样的乡土芳香植物，无论是对五感花园、芳香花园等专类园建设，还是森林疗养课程编制都具有重要意义。

早在二十世纪七十年代，北京中医院就曾尝试利用荆条精油治疗慢性气管炎。后来的研究者发现，荆条精油的主要成分是丁香烯和松香烯，具有一定的祛痰、平喘和镇静作用，对于慢性气管炎治疗，临床起效快、疗效好、毒副作用小。不过，荆条精油治疗慢性气管炎的给药方式是口服，室内熏蒸荆条精油或是直接到荆条灌丛中漫步能不能有同样效果，这还有待于进一步研究。

　　荆条精油也有很好的抗菌活性，对苹果腐烂菌、白菜黑斑菌和番茄早疫菌等细菌都具有良好抑制作用。对于乙醇提取物，荆条花的抑菌效果要好于荆条叶，将来或许可以用于食品保鲜。最近有学者发现，荆条花中含有抗氧化成分，能够缓解衰老，而荆条是很好的蜜源植物，荆条蜜中也应该有相同功效。荆条精油还有一些成分，既可以作为烟草、化妆品的添加剂，也可以供做手工香皂。当然，当年生长的荆条嫩枝可以用于编筐编篓，荆条枝叶可以用于驱蚊，这些都可以作为森林疗养的素材。

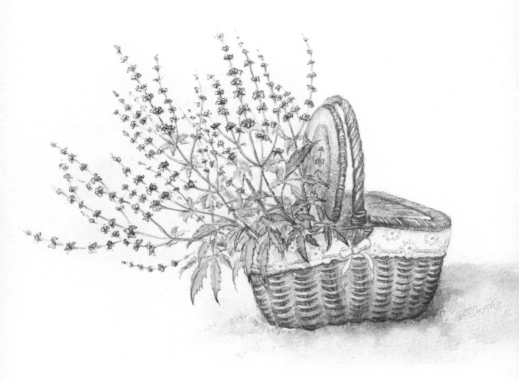

不要小瞧你身边的"柳"

　　我老家西边和北边有两条小河，河边是成片的柳树林，我春天在那里奔跑，夏天也在那里奔跑，却丝毫没有发现柳树的好。柳树做家具爱变形，除了妈妈会采刚长出来柳花焯水后蘸酱吃，而镇里一家柳编厂会收购柳条之外，再也不知道柳树还有什么用途。所以按树种梳理疗养价值，我根本就没在意过柳树。

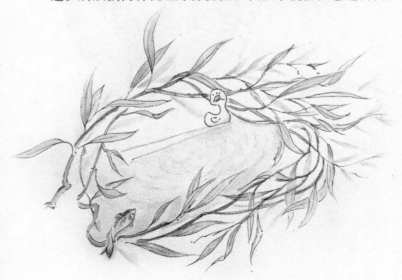

　　最近，无意中发现柳树皮可以入药。药草疗法的有效成分和作用机制大多不太明确，而柳树皮是少数几种为现代医学所研究证实的。柳树皮含有天然的水杨苷，吸收后经酵素转化成水杨酸。水杨酸是一种天然的止痛药，也是阿司匹林的主要成分。在现代制药技术普及之前，柳树皮提取液是西方唯一的止痛药水。中国也有把柳树皮入药的记录，素有"榆树救荒柳树祛病"的说法，古代亲朋好友离别，送行人一定会折柳为别。我想这种习俗不仅是因为柳树容易活，插柳成荫可以长寄相思，也有祝平安保健康之意。

　　沿着这条"线"继续检索，我们发现不光柳树皮可以止痛，柳树叶等其他部位也有类似功效。在古希腊，医生会让产妇咀嚼柳树叶，以此来缓解分娩疼痛；而在 1500 年前的南京，柳树枝条就被用于治疗头痛和牙痛。现代医学研究证明，柳叶及根皮均含有单宁、柳酸、水杨苷等成分，不仅可以解热镇痛，还对金黄色葡萄球菌、绿脓杆菌等多种致病菌有较强抑制作用。另外，英国研究人员发现，柳树皮的提取物能切断人体对癌细胞的血液供应，从而杀死 95%以上的固体肿瘤细胞，柳树皮提取物已被制成抗癌新药。

在园林绿化行业，流行用柳树皮来栽植兰花，一方面是因为柳树皮中的柳酸、水杨苷对植物根系生长有促进作用，这或许也是柳树可以插柳成荫的秘诀；另一方面，兰花这样的肉质根非常容易腐烂，而柳树皮的有效成分还有杀菌作用。

突然发现，无论是森林疗养还是其他工作，并不是没有可用之材，只是缺少用心挖掘。不要小瞧你身边的"柳"。

落叶松：用于森林疗养不容易

我对落叶松的印象比较复杂。

上大学的时候，在小兴安岭的落叶松林内做解析木，伐木过程中很多人被蚊子叮得很惨。当时有同学穿一条牛仔裤，再外套一身迷彩服，还是被蚊子叮得满腿大包。落叶松喜湿，再加上人工林密度偏大，容易滋生蚊虫。当年没人能够分析出原因，但是"落叶松林的蚊子最多"，这是同学们心有余悸的共识。

在北京平常很少能见到落叶松，华北落叶松多分布在海拔1000米以上的地方。按理说高海拔气候冷凉，林下的蚊子应该少一点才对，可是前些年做森林健康样地复查，我在落叶松林下也有比较惨痛的被蚊子"袭击"的记忆。

我对落叶松认识的改观，缘于自然之友赠送我们办公室的一件伴手礼。那件礼物只是装裱起来的一条松枝，树枝上的每个球果都酷似一朵小花，而整个作品就像开满木质"鲜花"的枝条，格外精致。我在感慨作者的创意时，也开始对落叶松充满好感。

当然，把落叶松和森林疗养深度结合起来，不能只依靠球果像花朵，还要在挥发物和提取物方面深入挖掘。甘肃农业大学和东北林业大学曾研究过落叶松挥发物成分及其动态变化规律，落叶松挥发物的成分包括 8 大类 110 种，其中以萜烯类化合物为主，挥发物含量随季节变化显著。落叶松挥发物在春季成分较多，主要是萜类化合物，夏季以异戊二烯为主，秋季则以蒎烯为主。异戊二烯没有杀菌和趋避蚊虫的作用，这可能是夏季落叶松林内蚊虫密度较大的另一原因。

在提取物方面，人们受到落叶松木材耐腐的启示，在落叶松树干中提取活性物质用于其他木材的防腐；欧洲食品安全局将富含花旗松素的落叶松提取物认定为新资源食品，可以用于非酒精饮料、酸奶、巧克力糖果；而这种花旗松素又被称作二氢槲皮素，它是一种自然存在的二氢黄酮类化合物，具有抗炎、抗氧化、保肝、抗癌、抗辐射等多种生物活性，俄罗斯已将其开发成为保健品并打入美国市场，价格十分昂贵。

其实对于大众来说，落叶松最吸引人的还是森林景观。春天，落叶松那一抹新绿，好像比其他树种更能融化人心；而秋天，满地金黄色松针，就像小米铺满地面，对我这样乡下人带来的疗愈效果，也不是其他树种可以比拟的。结合落叶松的挥发物分泌动态，春秋两季或许是利用落叶松疗养的黄金季节。

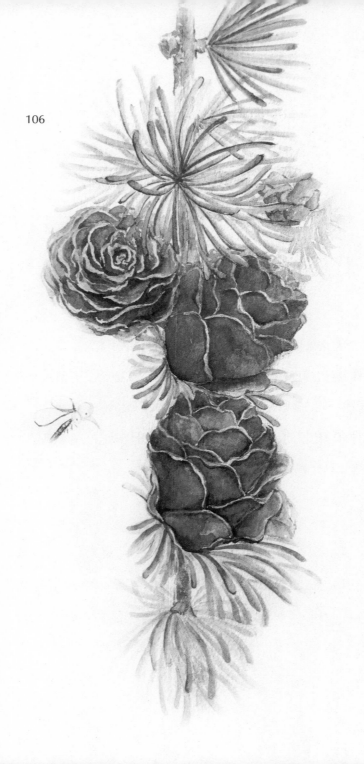

家种一棵槐，不是进宝就是招财

"木"字和"鬼"字组在一起，便是"槐"。不晓得古人为什么这样造字，我猜多半是由于国槐长寿，会有一些传奇的往事。作为华北地区常见树种，国槐常以行道树、庭院绿化树等形式抛头露面，缺少了一些珍稀感。不过细究起来，身边国槐的某些功能，您未必知道。

槐叶冷淘

槐叶冷淘是一道始于盛唐的宫廷美食。夏天，宫廷大厨会采国槐嫩叶捣汁，和面做成面条，煮熟后放入冰水中浸漂或冰窖中冷藏，以佐料调味便成为爽心适口的消夏美食。除了槐叶之外，槐芽和槐实也可用作食材。刚长出来的槐树嫩芽，晒干泡除苦味，可以调制姜汁和米醋拌食，晒干后的嫩芽还可以作为草本茶。而槐实中富含淀粉，也可渍浸阴干后食用。

槐米染黄

未开的槐花像小珍珠一样，俗称"槐米"。槐米可作茶，入药可止血降压，同时还是天然黄色染料。槐米不仅可以制作食品色素，还可以染布。槐米染的布料称为槐黄，古人"绿衣黄裳"的黄大多是槐米染成。另外，槐实可以作为印染中的增稠剂。围绕着草木染，国槐有很多森林文化素材可以挖掘。

槐角入药

古人认为久服槐角可以"明目益气，头不白，延年"，可用于"堕胎、治大热难产和催生"。而现代研究发现，槐角中的染料木素对雌性大鼠骨质疏松症有防治作用，槐角总黄酮还可显著降低高脂血症大鼠的血脂水平。另外，槐角中含有较丰富的蛋白质，对DPPH和ABTS自由基有清除作用，可以作为潜在天然抗氧化剂。

除了槐角之外，国槐的叶和根皮也有清热解毒作用，可治疗疮毒。

槐花精油

槐花精油在市面上不太常见，但是这种精油容易提取，且具有抗病毒、抗衰老、抗菌等多重活性。有学者通过体外抑菌实验发现，槐花精油对金黄色葡萄球菌、溶血性链球菌、甲型副伤寒沙门菌等多种细菌均有抑制作用，其中对金黄色葡萄球菌的抑制作用最强。

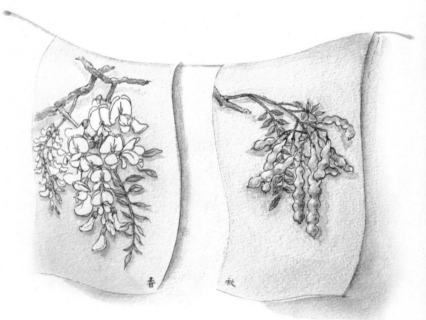

如何应对无法放松的森林？

2019 年 6 月，宜宾市叙州区的"世界樟海"申请开展森林疗养基地认证示范。实地踏查之后，我们发现"樟海"果真是樟树之海，满眼都是郁郁葱葱的油樟人工林，不用说其他树种，林下的灌草都很稀少。油樟为当地人带来了实实在在的财富，粗蒸馏叶片便可得到桉叶油素、芳樟醇和樟脑等多种芳香油，进一步提炼还得到多糖和多酚，废料就地制成了生物质燃料和肥料。当地人骄傲地介绍，油樟是不折不扣的"摇钱树"。一种树成就一个产业，我这个林业人终于见识了林业的内涵。不过，能否深挖油樟的医疗保健价值，在森林疗养产业中也分得一杯羹，当地人非常关心这个问题。

中国林业科学研究院王成团队，曾对香樟树挥发物的保健功能进行了探索研究。研究人员在房间铺满香樟叶，让受试者在房间内静坐一小时，然后对比静坐前后的心身指标变化。结果发现，实验之后受试者心率变化不大，心率变异性显著升高，指尖温度和血氧饱和度下降，受试者表现出紧张和不悦。细心的朋友能够发现，这项实验所选取的指标与日式森林疗法基地认证的医学实证指标非常相近。如果按照日本森林疗法基地医学实证的标准，香樟林可能无法使访客放松和缓解压力，也不适合建设森林疗养设施。

叶片挥发物不能使人"放松"，但这种"兴奋"作用能否用于森林疗养呢？香樟树的挥发物能够增强神经细胞活性，对神经系统有一定影响，这一结果已经得到了杨锦强团队的研究证实。我们了解到，抑郁康复是森林疗养的主要适用证，德国的心理医生会将抑郁症患者安排在落叶后的阔叶林内康复。结合这两点信息，借鉴德国相关做法，将抑郁症患者安排在香樟林下康复，也许会有意想不到的效果。不过需要强调的是，王成研究团队的研究是室内控制试验，林内效果还有待于进一步医学实证研究。

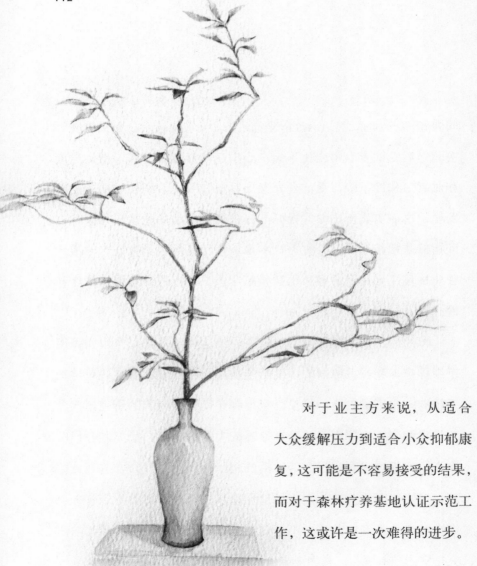

对于业主方来说，从适合
大众缓解压力到适合小众抑郁康
复，这可能是不容易接受的结果，
而对于森林疗养基地认证示范工
作，这或许是一次难得的进步。

这种木桶装酒水，可以千杯不醉

山崎酒厂有一款麦芽威士忌，放在柳杉酒桶中后熟，据说特别适合东方人口味。我们知道，柳杉挥发出来的芬多精，具有心身镇静效果，但是柳杉酒桶木材溶出的味觉刺激，又能带来哪些影响呢？

柳杉麦芽威士忌的酒精浓度大约为 25%，所以研究者用乙醇和水调制了一杯 25% 的酒水作为对照，让志愿者闭上眼睛，依次在舌尖上滴 0.1 毫升的两种酒水。结果志愿者对这两种酒水感觉都不错，认为口感强度没有太大区别，舒适性方面也没有太大差异，就像同一种酒水分两次滴在了舌头上。

不过，通过监测志愿者的生理应答，研究者却发现了不一样的答案。如果是用乙醇和水调制的酒水，酒水滴在舌尖之后，志

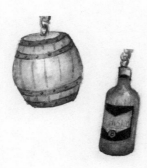

愿者的收缩压有一次明显上升，而且收缩压要回到味觉刺激之前大约要 50 秒。而柳杉麦芽威士忌滴在舌尖上，没有发现志愿者收缩压有统计学意义的上升，即便某些个体收缩压有所上升，返回到味觉刺激之前也只需 20 秒。这样看来，柳杉麦芽威士忌有抑制交感神经活性的效果，这多半是柳杉酒桶木材溶出物的效果。

　　通过监测脑波，发现志愿者脑波生理应答与收缩压有类似趋势。用乙醇和水调制的酒水滴在舌尖之后，志愿者的脑波活跃时间持续 90 秒左右，而用柳杉麦芽威士忌滴在舌尖，虽然也观察到脑波有一次活跃过程，但这种活跃几乎是转瞬即逝。学者们推测，之所以出现这种现象，也应该是柳杉酒桶木材溶出物的镇静作用。

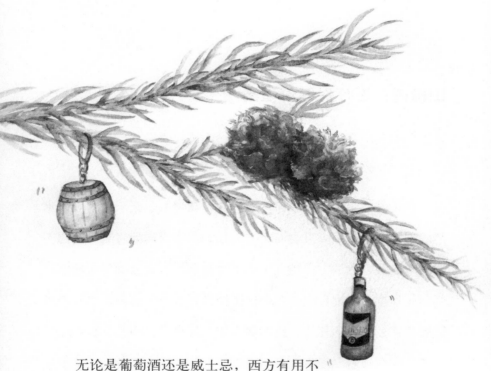

　　无论是葡萄酒还是威士忌，西方有用不同木材制成的酒桶后熟的传统，而用柳杉酒桶后熟的威士忌，可能会有"千杯不醉"的效果。森林医学竟然在酿酒行业有应用，您想到了吗？

山楂树：医疗保健价值高

多年前，寒假坐火车回东北老家，从怀柔、密云到兴隆、承德的沿线山中，挂满果实而无人采收的山楂树随处可见。真想不到小时候最喜欢的"山楂丸"和"冰糖葫芦"，原材料竟然廉价到如此程度。不过在医生眼中，山楂绝对是个好东西，它对心脑血管疾病具有防治作用，比如降血脂、降血压、强心、抗心律不齐等。综合来看，现阶段对山楂功能性的认识和开发，多集中在山楂果实，其实山楂花和山楂叶同样具有挖掘潜力。

很多文献中记载山楂花可食用，我们没有查到具体食用方法，却意外发现山楂花是防治心血管疾病的良药。研究人员曾对山楂的花、叶和果实中氨基酸成分进行过定量分析，结果表明：山楂花中总氨基酸含量比果实和山楂叶要高很多；对于治疗心律不齐的谷氨酸含量，山楂花比山楂叶高2.7倍，比果实中高15倍；

对于治疗缺铁性贫血、预防动脉粥样硬化、改善心脏血液循环的蛋氨酸和白氨酸，也以山楂花中含量为高。我身边很多朋友喜欢饮用山楂果干制作的草本茶，按照上述研究结果，或许用山楂花制作的草本茶效果会更好。

山楂叶富含黄酮和三萜类物质。黄酮类物质具有抗氧化、调血脂、清除自由基、抗炎等生物活性，对糖尿病、高脂血、肿瘤等疾病具有防治作用。现有对山楂叶的研究，主要与提取黄酮类物质有关，相信工厂化提取已为期不远。另外，中国农科院已试制成功山楂叶绿茶，这种绿茶不仅有效保持了黄酮含量，据说口感和香气也较为理想。对于三萜类物质，我们知道芬多精主要成分就是萜烯类化合物，它的存在可以预见山楂林挥发物组分有别于传统阔叶林，山楂林可能会是森林疗养的理想树种。不过，山楂树通常比较矮小，分支点低，通过合理经营树形来确保林下通行安全，这对开展森林疗养也至关重要。

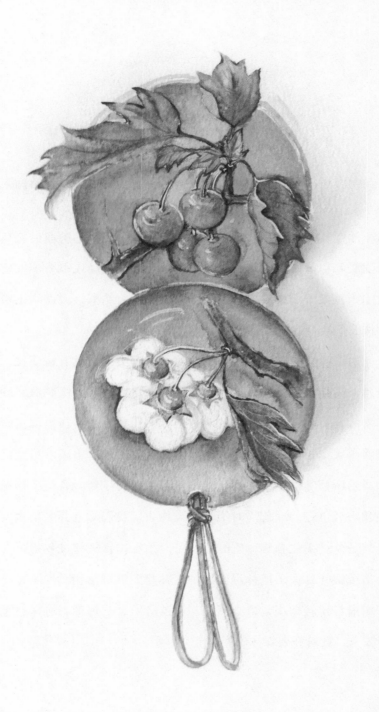

花椒：难吃，却是必要的调味料

　　不知道大家怎么认为，我个人虽不讨厌花椒的味道，但也绝对说不上喜欢。我一直有个疑问，像花椒这样不太好吃的东西，怎么会成为居家必备的调味品？这其中会不会有什么故事？

　　之所以想到花椒，是因为去年在日本考察时，曾见过森林疗养师折一段花椒细枝，递到大家鼻子下，我们闻一下就有股入脑的清香，顿时感觉精神百倍。我们的森林疗养师要挖掘森林中有特殊气味的植物，自然也少不了山野中极为常见的花椒。不过在说森林疗养之前，还需要从市面上常见的花椒调味料说起。大家在超市里经常看见青花椒和红花椒，实际上花椒属有很多种类，分布也极其广泛，国内除吉林和黑龙江之外，其他省份均有分布。所以作为调味料，花椒能够深植于中国的饮食文化。

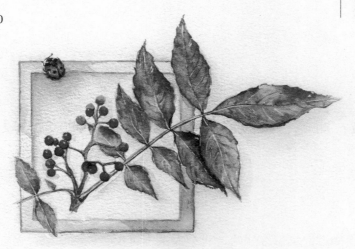

据专家考证，花椒作为调味料是从南北朝时期开始的，在这之前花椒一直作为敬神香物和济世药物。不晓得我们祖先为什么会觉得花椒能够通神，但是作为济世药物，花椒的杀虫、镇痛、抗病毒、杀菌和抗氧化等活性为古人所熟悉，广泛用于牙痛、泌尿道感染、疝气、腰痛、风湿病等疾病治疗和瘟疫预防。或许正是在治疗疾病和预防瘟疫过程中，花椒被逐渐添加到食物之中，逐渐成为饮食习惯为民众所接受，并以调味料的形式得到传承。

进入现代社会之后，花椒的药用价值得到深入开发，有关花椒功效的研究很多，绝非一篇短文能够容纳得下。而在这些开发之中，花椒精油绝对是个亮点。专家研究发现花椒精油中含有 30

多种有益成分，它的香气中包含松木、柑橘、黑胡椒、樟脑等挥发物的类似成分，除用于食品加工之外，还是公认的护肤佳品。很多人问我森林疗养基地该补种哪些芳香植物？花椒这样的乡土植物或许就是一个不错的选择，花椒枝叶不仅可以成为芳香教室的素材，花椒精油的产品价值也会更高。

　　除此之外，吃花椒芽、制作花椒酒、用花椒水和泥抹墙、用花椒枝干做工艺品，甚至用花椒来给尸体防腐，这些都是我们先人常见的"玩法"。只有把这样的森林文化都挖掘出来，我们的森林疗养课程才会更丰富和更有吸引力。

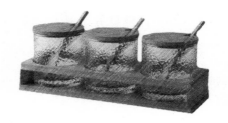

凤凰为啥喜欢梧桐树？

俗话说"栽得梧桐树，引来金凤凰"，也有典籍记载，凤凰"非灵泉不饮，非梧桐不栖"。为啥凤凰会如此喜欢梧桐树？这是我心里一直解不开的疙瘩。

会不会是梧桐树有"芬多精"？

梧桐是很有文化内涵的树。成语说"一叶知秋"，实际上是"梧桐一落叶，天下尽知秋"，古人认为只有梧桐具有感知寒来暑往的灵异。"君无戏言"这个成语，也是源于未成年的周成王拿梧桐树叶做凭证来封赏唐叔虞。而对于梧桐树的挥发物，我们尚没有发现古人和今人的研究，"芬多精"应该不会构成吸引凤凰的理由。

会不会是梧桐树的药用价值？

梧桐种子水煮后口服，有良好的消肿作用；梧桐的木材刨片可浸出黏液，称刨花，可以润发；梧桐树叶做成土农药，可杀灭蚜虫；梧桐花中提取的总黄酮，能够杀灭多种常见畜禽病原；梧桐根在苗族、土家族等少数民族医药体系中被广泛使用，常用于治疗风湿关节疼痛、月经不调、跌打损伤、咳喘等。这些都可以用于药草疗法，不过梧桐虽然有药，但无凤凰有毛病的直接证据哦。

会不会是梧桐树很实用？

除了凤凰喜欢搭窝之外，梧桐树还是很实用的。古琴又被称为丝桐，梧桐制琴是天经地义之事。梧桐木材轻软，非常适合制造乐器，很多古琴都是用梧桐木材制造的。梧桐又被称为桐麻，它的树皮纤维洁白，可用以造纸和编绳等。梧桐种子如黄豆大小，可食用或榨油。梧桐种子采下后可直接生食，也可洗净晒干后用油炒着吃，加点盐味道更佳。这些可以用于设计作业疗法课程，可凤凰会期待通过作业疗法而回归人间吗？

会不会是凤凰爱"攀高枝"?

常见树木之中，无论是高度还是冠幅，都很少有树木能够与法国梧桐（悬铃木）相匹敌的。看过满大街的法桐，我一度误以为凤凰喜欢"高大威猛"，不过是爱攀高枝，担心凤凰知道"美国巨杉"后，会飞上去不下来。实际上，法国梧桐是引种来的，凤凰喜欢的中国梧桐又称为青桐，它并不太高，但"皮青如翠，叶缺如花，妍雅华净"，走的是"玉树临风"路线。谦虚内敛的中国文化，断不会造出飞上大树不下来的精神图腾。

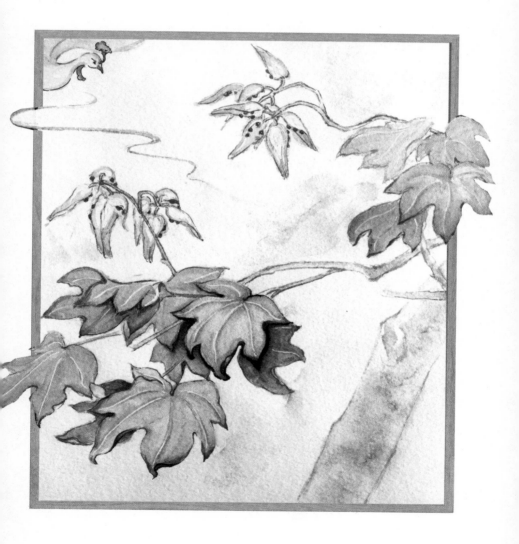

植物洗涤知多少

　　新冠肺炎疫情之下，马赛皂在法国成为"抗疫神器"。比起动辄缺货的酒精类清洁产品，马赛皂清洁能力强，以植物原料为主，不添加化学合成成分，又可以在家手工制作，它的回归可谓民心所向。说起马赛皂，让我们想起了中国传统的植物洗涤，或许可以开发出一系列治愈系森林产品。

　　皂角用于洗涤在中国已有两千年历史，早在秦汉时期，人们便用皂荚豆捣碎清洗衣物和头发。皂角荚果中含有皂素等天然活性成分，这种皂素中性无刺激，具有较好的表面活性，能够通过丰富的泡沫来去除污垢。不仅对皮肤无刺激，皂角还容易生物降解，对环境也无毒无害，是天然又安全的洗涤剂。感兴趣的朋友，可以秋天摘几颗皂角试一试。

　　除了皂荚树之外，自然界含有皂素的植物大约有 400 多种。

在浙江中部，古人用一种无患子的种子为原料，磨成粉后加上一些香料制成"肥皂"。《本草纲目》记载："十月采荚，煮熟捣烂，和白面集诸香作丸，澡身面去垢而腻润胜于皂荚也。"这种无患子种子比皂角豆的含油率还要高，古人称之为"肥皂荚"。"肥皂"一词或许就是这么来的。

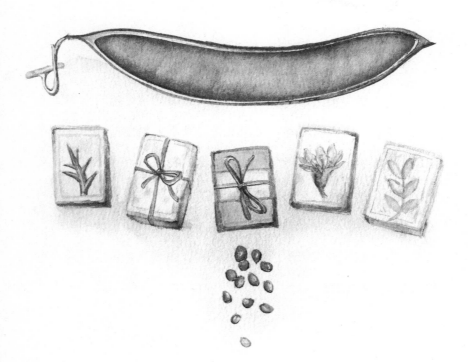

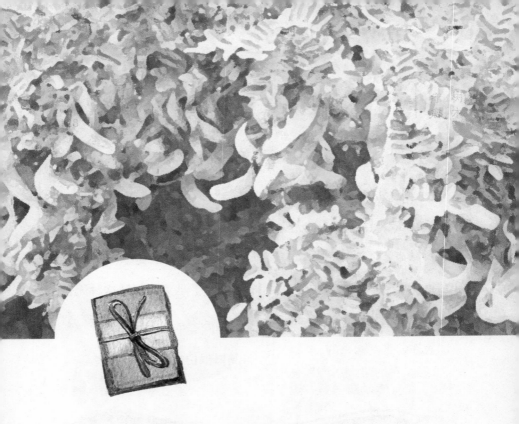

　　另外，古人的很多美容术都与皂角有关，但是到了工业时代，皂角却在生活中消失得无影无踪，现在有关皂角美容的研究非常有限。不过，有人发现皂荚水煎液具有杀菌去屑作用，还可滋养发质，使头发乌黑润泽，非常适合开发温和无刺激的纯植物洗发香波。也有人以皂角豆为原料，研制出天然舒缓嫩肤面膜。皂角面膜性质稳定、无刺激性，保湿性能强，还能治疗色斑和粉刺。未来，利用皂角开发美容产品潜力巨大，而这些素材或可成为重要的森林疗养课程。

黄栌：被忽视和遗忘的"好药"

我对黄栌的认识，一直局限于北京香山的"红叶"。不久前在百望山调研时，偶然发现黄栌叶片有一种特殊香味，才意识到它或许在森林疗养中可以发挥更重要作用。黄栌为漆树科小乔木，耐贫瘠，耐干旱，除我国华北、华中、西南和华东地区之外，欧洲南部、西亚和南亚等地均有分布。这样一个分布广泛的树种，在森林疗养中该怎么用呢？

从药草疗法角度进行挖掘的话，虽然黄栌尚未作为药材进入《中国药典》，但中医典籍中不乏黄栌药用功能的记载，《本草拾遗》认为黄栌能够"除烦热，解酒疸，疗目黄"，而《日华子本草》记载黄栌能够"洗汤、火、漆疮及赤眼"。另外，在华北地区流传一个偏方，即黄栌煮水可以治疗流行性感冒引起的头晕、头痛和失眠。除了这些看似"不靠谱"的偏方和记载外，目前对黄栌的临床应用研究，主要集中在四个方面。

130

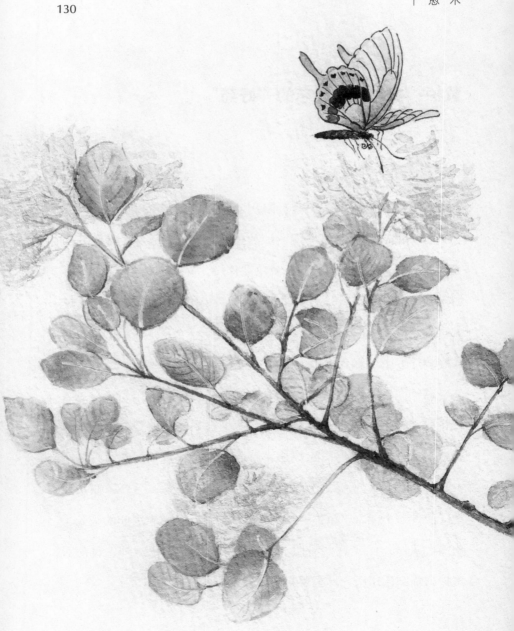

（1）抗菌杀毒能力。1975年，解放军371医院的抑菌试验结果表明，黄栌水煎液对金黄色葡萄球菌、白色葡萄球菌、副大肠杆菌、福氏痢疾杆菌有抑菌和杀菌作用，对亚洲甲型流感病毒亦有一定的抑制作用。而后期研究分析认为，黄栌叶中抗菌有效成分为没食子酸。

（2）降血压作用。1979年，谭怀江对29例高血压患者进行了临床研究，日服10～30克黄栌水煎液，大部分患者在6天内血压恢复正常，有效率为93%。2009年，龙丽辉等人在狗身上做了类似的试验，结果发现黄栌对狗有明显降压作用，其降压活性成分与黄酮类化合物及槲皮素有关。

（3）抗肝炎活性。1975 年，解放军 371 医院对 400 例急性黄疸型肝炎进行了临床研究，发现服用黄栌水煎液一个疗程后，治愈率可达 80.30% 。研究人员还将抗肝炎活性成分的漆黄素开发为黄栌糖浆，随后济南军区中药研究中心使用这种糖浆对 200 多例黄疸肝炎患者进行了治疗，大部分患者黄疸在 15 天左右基本消失，有效率为 91.70%。

（4）抗凝血、溶血栓能力。2007 年，崔恩贤等人发现，黄栌根茎水提液具有良好的抗凝血和溶血栓能力，在缩短血栓长度、减轻血栓重量、降低血栓指数等方面，黄栌根茎水提液与阿司匹林肠溶片无显著差异。研究人员认为这可能与黄栌所含的酚类化合物有关，目前这一处方已被制成"黄栌复方胶囊"。

此外，有朋友常抱怨北方芳香树种少，想做一个芳香教室却找不到合适的植物材料。其实与侧柏相似，黄栌也是提炼精油的好材料，据说希腊的黄栌精油深受消费者喜欢。普普通通的黄栌竟然有这么多用途，这让我突然发现，与其费力地调整森林疗养基地的树种组成，不如在挖掘现有资源上多下点工夫。

元宝枫：新兴的资源树种

不怕大家笑话，我接触林业快二十年了，对元宝枫和五角枫这两个树种，一直傻傻分不清。我一直怀疑这两个东西是一个鬼，就像辽东栎和蒙古栎一样，树种之间的差异还没有种内个体间的差异大。对于大多数人来说，了解元宝枫和五角枫，可能是在关注秋天红叶之后。其实作为新兴资源树种，两者的叶片和种子都具有巨大开发潜力。

（1）陆地上的"脑白金"。过去在北京周边地区，人们会采集元宝枫的种子，就像葵花籽一样炒着吃，据说味道还不错。与葵花籽等植物油料最大的不同是，元宝枫种子富含神经酸。这种又被称为鲨鱼酸的物质，最早发现于哺乳动物的神经组织，是支持大脑发育的重要物质。经常摄入神经酸，对于提高大脑活跃度，预防脑神经衰老都具有重要作用。元宝枫种子含油量大约在

46%～48%，而神经酸就占油脂组成的 5%～6%，这在植物中非常少见，极具利用潜力。

（2）天然的"护肤宝"。从元宝枫种子提取的植物油，无毒性无刺激，氧化稳定性好，防腐杀菌力强，并可为皮肤提供多种天然活性成分，一直为化妆品界所关注。西安医科大学药学院研制过"元宝美容霜"，四川省轻工研究设计院精细化学品研制厂出品过"元宝润肤霜""元宝洗面奶"，虽然这些产品不曾占据主流市场，但相关工作为利用元宝枫油积累了经验。最近，据说成都枫科生物技术股份有限公司与法国企业合作，已成功将元宝枫油打入了国际市场。

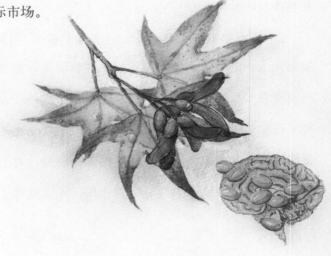

（3）森林里的"苦咖啡"。元宝枫的嫩叶可以用于做绿茶，据说口感和苦咖啡相似。元宝枫叶片中富含绿原酸，这是一种重要的生物活性物质，具有抗菌、抗病毒、降血压和兴奋中枢神经系统等作用。目前一般是从咖啡中提取绿原酸，与咖啡相比，元宝枫叶片不但容易获得，提取率也和咖啡相当。

有关元宝枫利用的研究还很多，用元宝枫种子做酱油，用元宝枫油做生物柴油，用元宝枫油帮助运动员恢复体力……这些成果都可以为森林疗养服务。

桑叶能做些啥？

桑树是山野中常见的树种，怎样才能把它用于健康管理呢？我们今天先从桑叶说起。大家都知道种桑养蚕，实际上桑叶的功能非常广泛，它不仅是优质的畜牧资料，可做成多种功能食品，还是一味常用中药。中医认为桑叶可清肝明目聪耳、镇静神经、润肺热、止咳和通关节，而现代医学研究发现桑叶至少包含三类重要有效成分。

（1）降血糖成分。桑叶中含有 50 多种微量元素和维生素，其中"1-脱氧野尻霉素"对降血糖效果明显，并且这种物质迄今为止只发现存在于桑叶中。除了"1-脱氧野尻霉素"，有研究表明"桑叶黄酮"对降血糖也有显著作用。对于降血糖功能，桑叶在植物界可算是首屈一指的。

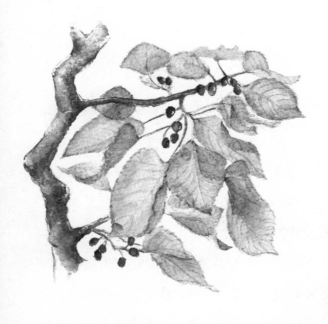

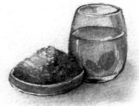

（2）抗焦虑成分。桑叶中含有 18 种氨基酸，其中 γ-氨基丁酸（GABA）能够降低神经元活性，防止神经细胞过热，因此能够从根本上镇静神经，从而起到抗焦虑的效果。医疗实践中，GABA 对脑血管障碍引起的症状，如记忆障碍、儿童智力发育迟缓有显著效果。

（3）抗衰老成分。多酚、黄酮和芳香醇都有显著的抗衰老功能，而桑叶富含这三类物质。桑叶嫩头中的多酚含量最高，多酚类物质中活泼的羟基氧能够抗衰老、抗辐射、消除自由基和增加机体免疫力；而芳香醇能够软化毛细血管系统。

如何利用桑叶呢？作为药食两用品种，实际上利用桑叶开发食品的案例非常多，而作为饮品的优势更大。我国桑茶的品种很多，如桑蜜茶、桑菊茶、桑叶枇杷茶等，这些传统工艺都有待于进一步挖掘。除了桑茶外，还可以破碎浸提桑叶中的有效成分，添加蜂蜜和酸奶等调配成桑叶饮品。这样生产出来的桑叶饮品不仅最大程度保持桑叶生物活性物质，而且色、香、味俱全，符合森林疗养的要求。